Ein
Max Otto Bruker
Lesebuch

»Alle Krankheiten haben eine einheitliche Ursache:
Den Verstoß gegen die Schöpfungsgesetze.«
Max Otto Bruker

ns« *»... die höchste Arznei aber ist die Liebe«*

Ein Max-Otto-Bruker-Lesebuch
Herausgegeben von Mathias Jung

ISBN 3-89189-041-9
1. Auflage 1992 rechtzeitig zum Geburtstag von Dr. Max Otto Bruker
Wir gratulieren von Herzen!
Herausgeber: Dr. Mathias Jung

Viele engagierte Freunde in Verlag, Herstellung und Druckerei haben an diesem Buch mitgewirkt. Ihnen allen gilt unser Dank, besonders aber Michael Saremba (Kösel): Er richtete das Buch liebevoll ein, kreierte Umschlag und Titelbild aus eigenem fotografischen Archiv und steuerte die lebendigen Schnappschüsse aus GGB-Tagungen und Dr. Brukers »alpinen Einsätzen« bei.

Alle Rechte vorbehalten, aber Zitieren, Vorlesen und Verschenken wärmstens empfohlen.
© 1992 by emu-Verlags-GmbH, 5420 Lahnstein
Vorsatzblatt: Scherenschnitt Dr. Bruker von der Künstlerin Brigitta von Richmarx
Gesamtherstellung: Kösel, Kempten

Aus dem Inhalt:

Dr. Mathias Jung
»Der Mensch muß eine Aufgabe haben« 8

Notstands- und Ganzheitsmedizin in Eben-Ezer
Dr. Brukers Chefarzttätigkeit von 1945 bis 1974 21

Dr. Friedrich Dorschner
Sprechstunde nachts um halb vier 27

Barbara Rütting
Mir scheint, daß ich keinem Menschen so viel zu verdanken
habe wie ihm.. 33

Hermann Benjes
Heiße Haxen und eiskaltes Bier 35

Dr. Walther H. Lechler
Du hast ihre Seelen und ihren Durst erreicht. 39

Prof. Dr. Erwin Ringel
»...die höchste Arznei aber ist die Liebe...« 47

Dr. Jirina Prekop
Hilf mir aus meinem Panzer oder Die Wiedergeburt aus der Krise 54

Dr. Franz Alt
Wer lieben will, erkenne sich selbst 60

Dr. Heinz Breidenbach
Max Otto Bruker – der Phantast......................... 79
Krebs 82

Dr. Werner Hartinger
Sklavenhandel, Tierexperimente, Zivilcourage 84

Prof. Dr. Julius Hackethal
In die Hölle mit der Kassenmedizin 90

Dr. Gerhard Buchwald
Die fürchterlichen Zahlen der neuen Impfschadensstatistik 96

Dr. Joachim Hensel
Sind Sie schon durchgecheckt? 109

Dr. Christfried Preußler
Leben – Individuum – Gesundheit 113

Prof. Dr. Heiner Sommer
Weniger Fleisch, weniger Futterpflanzen, weniger Kunstdünger,
besserer Boden, saubere Luft... 121

Udo Pollmer
Der Zucker als euphorisierender Faktor. 126

Prof. Ernst Müller / Jutta Carius
»Was habt Ihr heute morgen gefrühstückt?« 132

Al Imfeld
Evian – das Grundwasser in der Fremde 145

Prof. Dr. Otmar Wassermann
Risikofaktor Mensch oder Wann lernt der Affe endlich? 150

Aziz Niang
Die Stimme des dunklen Kontinents über den Menschen M. O. Bruker 154

Dr. Mathias Jung
»Ich unterwerfe mich den Schöpfungsgesetzen«
Ein Tag mit Max Otto Bruker 161

Zum Ausklang: Desiderata 167

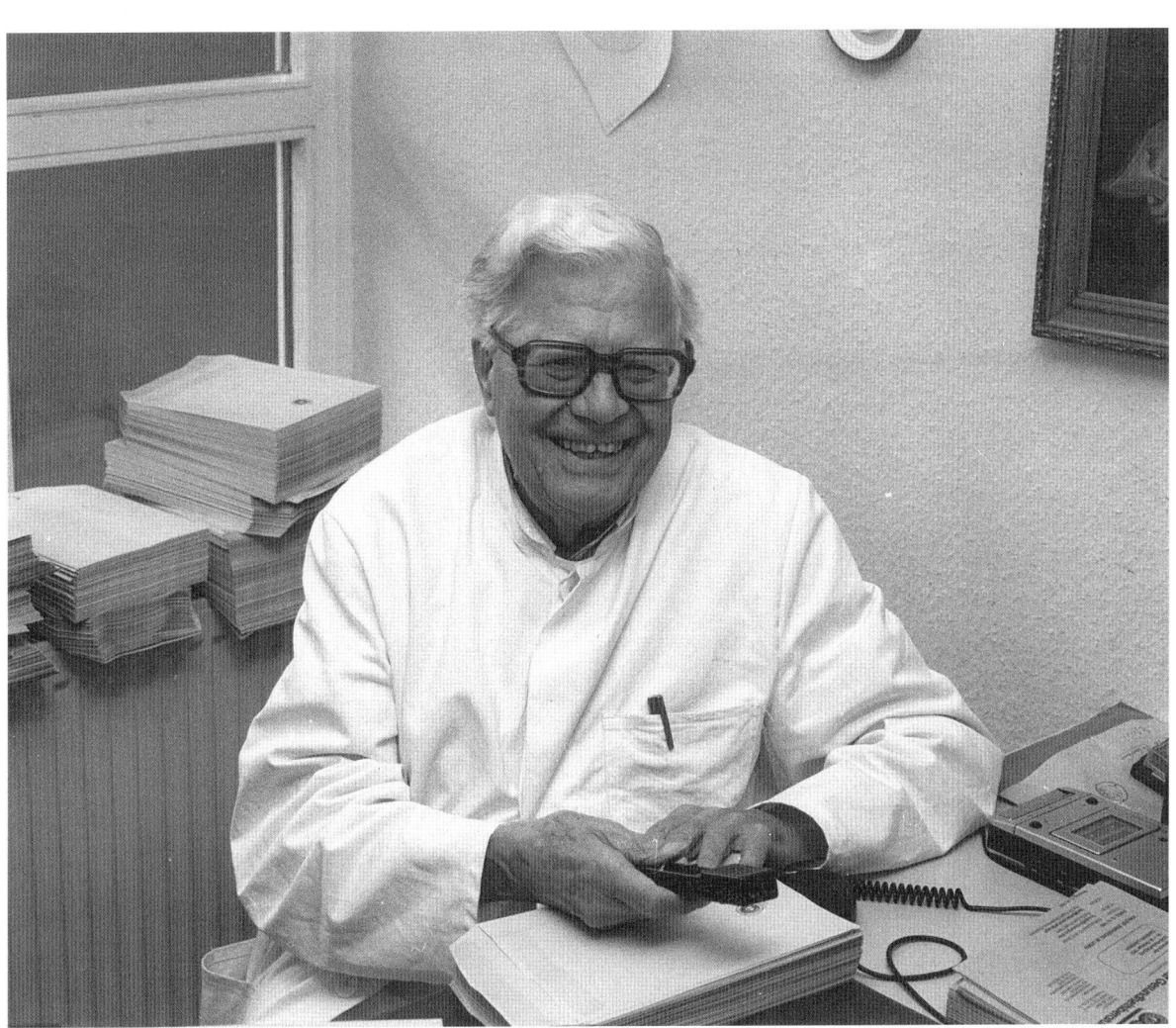

Dr. Mathias Jung

»Der Mensch muß eine Aufgabe haben«

> »Wie können wir die Teile eines organisierten Wesens begreifen, wenn wir es nicht als Ganzes betrachten.«
>
> *Goethe*

Max Otto Bruker ehren, heißt von ihm lernen. Der große Alte von der Lahnhöhe mag Lobhudelei nicht. Dreiundachtzig Jahre wird er am 16. 11. 1992 alt und macht noch immer, was er seit über einem halben Jahrhundert getan hat: Patienten beraten, Vorträge halten, schreiben, Unterricht geben, aufklären. Dabei ist »Deutschlands Vollwertpapst« vergnügt, aus dem Tiefengrund eines weltfrommen Herzens heraus fröhlich, menschenzugewandt und optimistisch. »Ich habe immer gerne gelebt und das Leben genossen«, gesteht mir Dr. Bruker 1991 bei einem langen Interviewgespräch auf einer Kreuzfahrt durch die azurblaue Ostsee. Und: »Der Mensch muß eine Aufgabe haben, die ihn erfüllt.«

Kein Zweifel, der Mann von der Lahnhöhe, der heute noch sechzehn Stunden am Tag arbeitet, vor allem die nie abebbende Flut von Patientenbriefen beantwortet, ist erfüllt, weil er eine Aufgabe hat. Bruker ist als Arzt ein »Ursachenfetischist«. Er hat Zeit seines Lebens gegen den »Symptom-Opportunismus« vieler Mediziner gekämpft. Bruker: »An Stelle einer ursächlichen Heilbehandlung wird in der traditionellen Medizin eine wirkungslose symptomatische Linderungsbehandlung praktiziert. Man kümmert sich nicht um die echten Ursachen der Krankheiten, sondern läßt diese ungehindert entstehen und behandelt sie dann mit großem finanziellen, technischen und personellen Aufwand.«

Wie recht Max Otto Bruker mit seiner kompromißlosen Kritik an Symptombehandlung, »Labormedizin« und »kranken Kassen« (statt Krankenkassen) liegt, dokumentierte am 7. August 1992 der Leitartikler der Wochenzeitung »Die Zeit«, Dirk Kurbjuweit. Der renommierte Journalist schildert den Teufelskreis der Symptommedizin wie folgt: »Moderne Medizin sieht so aus: Wer hohen Blutdruck hat, geht gleich zum Kardiologen, läßt dort Messungen an modernsten Geräten machen und bekommt Beta-Blocker verschrieben. Besser und günstiger wäre oft ein ausführliches Gespräch mit dem Hausarzt; vielleicht treibt falsche Ernährung Gewicht und Blutdruck in die Höhe. Ein Diätplan hilft da oft mehr als der Griff zur Tablette. Doch solange Gespräche mager und technische Leistungen üppig honoriert werden, bleibt solche Zuwendungsmedizin eine Illusion. Ein Arzt steuerte in die Pleite, nähme er sich viel Zeit für seine Patienten. Schuld daran trägt die Ärzteschaft selbst, weil sie die High-Tech-Medizin in der Selbstverwaltung durchsetzt. Die Folge: hohe Kosten, aber keineswegs bessere Gesundheit. Verantwortungsbewußte Krankenkassen würden das nicht zulassen – schon um die Beiträge ihrer Mitglieder so niedrig wie möglich zu halten. Doch daran hindert sie die Konkurrenz untereinander. Vor allem die Ersatzkassen jagen den Ortskassen die Mitglieder ab...«

Hatte Bruker so unrecht, wenn er schon vor Jahrzehnten die Einrichtung von »Gesundheitskassen« forderte, bei denen belohnt wird, wer prophylaktisch etwas für seine Gesundheit tut? Liegt der gelernte Internist und homöopathische Arzt Bruker falsch, wenn er Kranke und Gesunde ermuntert, ihr Schicksal nicht bei den »Halbgöttern in Weiß« zu deponieren, sondern es selbst in die Hand zu nehmen? Sagt nicht die klassische Maxime der Naturmedizin »natura sanat, medicus curat« – die Natur heilt, der Arzt sorgt »nur« dafür, daß die Natur heilen kann?

*

Es dürften inzwischen Millionen Bundesbürger sein, die den kämpferischen Ganzheitsmediziner Bruker aus Vorträgen, aus dem Fernsehen, durch den »Mundfunk« überzeugter Patienten und durch seine Bücher in einer Gesamtauflagenzahl von fast drei Millionen Exemplaren kennen. Der schwäbische Humanist schreibt kein Fachchinesisch, sondern klar und warmherzig. »Jede Heilung einer Krankheit«, erklärt er beispielsweise geduldig, »beruht darauf, daß der Organismus natürliche Abwehrkräfte besitzt. Sie werden durch fehlerhafte Lebensführung herabgesetzt, beziehungsweise durch gesunde Lebensführung gestärkt.« Bruker ist mutig, wenn es gegen den harten Kern des chemie- und apparatehörigen Flügels der Schulmedizin oder die Nahrungsmittelindustrie geht. Unbeeindruckt vom massiven Druck der Zuckerindustrie, betont der Gesundheitsaufklärer Bruker, daß der Fabrikzucker, neben der Mast durch tierisches Eiweiß und denaturierte Auszugsmehle, eine der Hauptursachen der endemisch anwachsenden ernährungsbedingten Zivilisationskrankheiten darstellt. Bruker drückt sich denn auch nicht um den heißen Brei herum. Lapidar, ja fast grob betitelt er seine legendäre Gesundheitskampfschrift »Krank durch Zucker«.

Bruker geriert sich dabei keinen Augenblick als Guru. Der Zusammenhang zwischen ernährungsbedingten Zivilisationskrankheiten und denaturierter Kost, so erklärt er, ist keine Entdeckung von ihm, sondern von großen Ernährungswissenschaftlern, Ärzten und Epidemiologen vor und neben ihm wie Bircher-Benner, Werner Kollath, Roos, Price, Pottenger, Bernăsek, Yudkin, Cleave, Campbell und anderen. Allerdings fand die vitalstoffreiche Vollwerternährung ihre massenhafte Verbreitung bis in den klinischen Bereich durch die unermüdliche Informationsarbeit und praktische Durchführung von Dr. Bruker. Bereits als Assistenzarzt an der Homöopathisch-Biologischen Klinik in Bremen bei Dr. Schlütz (ab 1937), vor allem aber als leitender Arzt der Anstalt Eben-Ezer für 1500 Geistesschwache und dem daran angegliederten Krankenhaus (1947–1974) und als Unterarzt, später als ärztlicher Leiter des Krankenhauses Lahnhöhe (ab 1977) erkennt Bruker, daß das Behandeln der Symptome bei den Patienten nicht ausreicht, um sie vor weiteren Krankheiten zu bewahren. In den zwei bedeutendsten Büchern seiner eher unfreiwilligen schriftstellerischen Laufbahn – er ist es leid, jedem Patienten alles neu zu erklären – formuliert Max Otto Bruker seine zwei fundamentalen Erkenntnisse: Der Mensch wird krank, weil er sich falsch ernährt. Der Mensch wird krank, weil er falsch lebt.

Während Bruker in seinem legendären Best- und Longseller »Unsere

Nahrung – unser Schicksal« den komplizierten Chemismus der Ernährungsphysiologie anschaulich macht und die Ätiologie der Stoffwechselkrankheiten von der Arteriosklerose über das Rheuma bis zur Zuckerkrankheit nachweist, konfrontiert uns der Autor in seinem scharfsinnigen Einführungswerk »Lebensbedingte Krankheiten« mit dem ebenso verborgenen wie wirkmächtigen Alchemismus des Leib-Seelischen. Was ist, fragt Bruker hier zum Beispiel, wenn eine berufliche Dauerüberforderung, eine lieblose Ehe oder die Einsamkeit krank machen? Sedativa, Beruhigungsmittel, oder Antidepressiva nehmen? Nein, warnt Bruker. Damit doktern wir wieder nur an den Symptomen herum. Er erläutert in seinem Buch, wie man Lebensbelastungen, die zu organischen Störungen führen, an den seelischen und situativen Wurzeln packt. »Leiden sind Lehren«, sagt Aesop, oder, wie es der Bruker-Freund Dr. Walther H. Lechler, der frühere Chef der Psychosomatischen Klinik Bad Herrenalb, formuliert, »Krankheit ist verborgene Sehnsucht nach einem neuen Leben – wir brauchen keine hochkomplizierten Theorien. Wir müssen entdecken, daß wir geliebt werden können allein aus der simplen Tatsache heraus, daß wir Menschen sind.«

Die Ganzheit und die Liebe sind die Grundelixiere des Menschlichen, das lebt uns Max Otto Bruker vor; bescheiden, wahrhaftig, überzeugend. »Wie können wir die Teile eines organisierten Wesens begreifen«, fragt der Seelenarzt Bruker mit Goethe, »wenn wir es nicht als Ganzes betrachten.« Als Chefarzt nimmt sich Bruker häufig über eine Stunde Zeit zur »Zuwendungsmedizin« für einen einzigen Patienten. Er hält Sprechstunde durch die Nacht hindurch bis zum Morgengrauen (vgl. den Beitrag über Brukers Wirken in Eben-Ezer). Er deutet mit den Patienten zusammen ihre Träume, Lebensbilder und hält sie schließlich an, ihr Leben, ihre Freuden und ihr Leid aufzuzeichnen. Bruker ist Psychotherapeut, ohne sich selbst so zu bezeichnen. Um Patienten nicht abzuschrecken, spricht er lieber von Lebensberatung – und was wäre gute Psychotherapie anders als erfolgreiche Lebensberatung?

Als Dr. Bruker mich selbst mit dem lebensberaterischen Teil seines Wirkens betraut und ich als Gestalttherapeut die – oft so erschütternde – Seelenarbeit mit den Seminarteilnehmern beginne, nehme ich, um vom

»Alten« etwas »abzuschauen«, an Dr. Brukers Eintagsseminaren »Lebenskrisen« (mit acht bis zehn Teilnehmern) teil. Was ich erlebe? Liebe, Liebe und nochmals Liebe. Allerdings keine sentimentale Liebe. Sondern unbequeme, fordernde, anstoßende Liebe. Bruker fordert den Ratsuchenden an seinen eigenen, hohen Möglichkeiten. Er leidet mit dem Leidenden. Er redet ihm seine Trauer nicht aus. Er teilt den Schmerz. Wo Wehleidigkeit einen Menschen zu lähmen droht, macht Bruker Mut. Er erzählt von den Erfahrungen aus seiner riesigen klinischen Praxis – rund 50 000 Kranke hat er im Lauf seines nunmehr bald sechzigjährigen ärztlichen Wirkens behandelt, einer ähnlich hohen Zahl von Menschen hat er durch schriftlichen Rat geholfen. Im Seminar »Lebenskrisen« wird geweint, in die Arme genommen, da werden brüderlich und schwesterlich die Tränen getrocknet, aber es wird auch gelacht. Jeder spürt: »Ich bin nicht allein. Es gibt einen Weg. Auch für mich.« Für Bruker ist ärztliche Tätigkeit ohne Lebensberatung Medizin ohne Menschlichkeit.

»Wo sind die neuen Ärzte der Seele«, fragte bereits der psychosomatisch erfahrene Philosoph Friedrich Nietzsche. Bruker meint: »Lebensberatung ist eigentlich das Zentralstück ärztlicher Behandlung. Wegen der Vielseitigkeit des Lebens kann man diese Ratschläge nicht in so einfacher Form bringen wie bei den ernährungsbedingten Zivilisationskrankheiten. Die positive Hinwendung zur Zukunft auf Grund der Fehler in der Vergangenheit muß der rote Faden der Behandlung sein.« Und, im Blick auf die rund 2000 inzwischen ausgebildeten Gesundheitsberaterinnen und Gesundheitsberater der GGB: »Im Grunde ist die Beratung auf dem Gebiet der Ernährung ja auch ein Teil der Lebensberatung.«

Genau diese ganzheitsmedizinische Betrachtungsweise hat Dr. Bruker als Vorsitzenden der GGB auch bewogen, Selbsterfahrung und psychologische Deutung in die Grund- und Aufbauseminare der Ausbildung zum Gesundheitsberater GGB als Pflichtveranstaltungen hineinzunehmen. Die Lehrgangsteilnehmerinnen und -teilnehmer gehen inzwischen erfreulich mutig in dieses Abenteuer der eigenen Seele.« »Im Grunde«, so bekennt der große alte Arzt mir im Gespräch ohne Zögern, »im Grunde ist jeder seelische Defekt durch eine Medizin zu heilen: die Liebe.«

»Alle Ursachen der Krankheiten kommen von außen und manifestieren sich dann über die Schauplätze des Seelischen und Körperlichen«, diagnostiziert Bruker: »Ich spreche lieber vom kranken Menschen als vom kranken Körper oder der kranken Seele. Bei jeder Krankheit ist der ganze Mensch krank. In jeder Krankheit liegt ein tieferer Sinn verborgen. Sie warnt den Menschen: ›Mein lieber Freund, irgend etwas stimmt nicht mit dir.‹« »Es gibt immer einen Weg hinaus«, hat Bruker einmal auf die Frage eines Briefschreibers geantwortet, ob er bei seinem Kampf als einzelner gegen die Macht vieler nicht manchmal Angst spüre und resignieren möchte: »Ich habe viele Patienten, die resignieren. Dann ist es meine Aufgabe, ihnen für die Zukunft positive Wege aufzuzeigen. Resignation ist das Schlimmste, was einem im Leben passieren kann. Schließlich ist auch ein Selbstmord pure Resignation, man ist so verzweifelt, daß alles keinen Sinn, keinen Zweck mehr hat. Der Ausweg aus der Resignation wäre Mut; mehr Mut zum Leben.« Bruker macht keinen Hehl daraus, daß er sich durch eine Schöpfungsordnung getragen fühlt. Bescheiden sagt der Mann, der jeden Dogmatismus und eifernden christlichen Fundamentalismus verabscheut, wie ihn zum Beispiel das deutsche Episkopat gegen den Priester, Psychoanalytiker und Publizisten Eugen Drewermann praktiziert: »Mut setzt Vertrauen zur Zukunft voraus. Und ich habe Vertrauen. Vertrauen in Gott. Für mich ist Gott und Natur nicht trennbar. Gott ist Ordnung, und die Natur spiegelt sich in der göttlichen Ordnung wider. Wir Menschen sind es, die Unordnung schaffen, die Natur zerstören. Das kann ich nicht mit ansehen, ohne etwas zu unternehmen.«

*

Max Otto Bruker scheut sich nie, da etwas zu unternehmen, wo er Natur und Soziales gefährdet sieht. Der Stabsarzt des Zweiten Weltkriegs wird zum überzeugten Pazifisten. »Stell dir vor, es wäre Krieg«, so wandelt Bruker einen bekannten Sponti-Spruch ab, »und nur die Regierung ginge hin.« Am meisten ist der Humanist im Arztkittel über den leichtfertigen Umgang mit der atomaren Kernspaltung entsetzt. Bereits 1950 warnt Albert Einstein vor der »Vergiftung der Atmosphäre durch die Radioaktivität« und läßt 1954 keinen Zweifel am Ernst der weltgeschichtlichen

Krise: »Die entfesselte Gewalt des Atoms hat alles verändert; nur unsere Denkweise nicht, und so gleiten wir denn auf eine Katastrophe zu, wie sie die Welt noch nicht gesehen hat. Eine neue Geisteshaltung ist unbedingt nötig, wenn die Menschheit weiterbestehen soll. Die Abwendung dieser Gefahr ist das dringendste Problem unserer Zeit geworden.«

Ich muß sagen, ich bin beeindruckt, wie klarsichtig und schnörkellos Bruker bereits vor dreißig Jahren, also weit vor der grünen Anti-Atom-Bewegung, die Gefahr eingeschätzt und in Worte gefaßt hat. »Spätestens nach Hiroshima und Nagasaki«, schreibt er damals, »mußten auch den Befürwortern der Atomenergie die Augen über das Ausmaß einer derartigen Katastrophe aufgehen. Als man auch in der Bundesrepublik mit den Plänen zur sogenannten friedlichen Nutzung der Atomenergie begann, war ich von Anfang an ein kritischer Gegner.« Der Naturwissenschaftler Bruker weiß, wovon er spricht. Menschen, schreibt er, die in der Umgebung von atomaren Reaktoren leben, erkranken auffällig häufig an Krebs und Leukämie. Jahrzehnte vor der Explosion des Atommeilers in Tschernobyl konstatiert Bruker unmißverständlich: »Das Bersten eines Atomkraftwerks, ein GAU (Größter Anzunehmender Unfall), ist möglich. Die entweichende Radioaktivität ist ein Vielfaches der von Priestern gesegneten Atombomben auf Hiroshima und Nagasaki. Aber auch die in Normalbetrieb gesetzten Atomkraftwerke, die so gerne als Kernkraftwerke = kernig bezeichnet werden, sind nicht harmlos.«

Der Chefarzt Bruker kämpft, informiert, rüttelt die Menschen auf. Es geht gegen den Bau des Atomreaktors Würgassen. Bruker streitet mit dem Megaphon, mit Leserbriefen, Flugblättern, Briefen an Kanzler, Präsident und Bonner Abgeordnete, mit Vorträgen und als Leiter des Atomkreises im »Weltbund zum Schutz des Lebens« (den er, als der Verband für rechtsradikale Umtriebe mißbraucht wird, unverzüglich verläßt). Brukers Räume werden durch die Kriminalpolizei durchsucht, Drohbriefe flattern auf seinen Schreibtisch. Bruker wird als »Kommunist« (später als »Rechtsradikaler«) denunziert. Atomkraftwerksbetreiber, Behörden und industriehörige Wissenschaftler arbeiten zu diesem Zeitpunkt noch völlig schamlos Hand in Hand; die Bundesrepublik ist, vor der Zäsur der Studentenbewegung 1968 und dem Reformkabinett Brandt/Scheel, erzkonservativ in ihren Strukturen. Bruker – und hier können wir von ihm lernen – nimmt kein Blatt vor den Mund: »So arten Verstand und Geschäftsinteresse in einen makabren Zynismus aus. Zweckwissenschaftler in Ornat und Robe, die sich nur der Industrie verpflichtet fühlen und keine Sicherheit für Leben und Gesundheit der Bevölkerung bieten. Sie sollten deshalb der Legislative Entscheidungshilfen mit zumutbarem Risiko nicht geben dürfen...«

Mit Frischkornbrei und vitalstoffreicher Ernährung allein läßt sich die Welt nicht verbessern. Das betont M. O. Bruker je älter er wird, desto unüberhörbarer und unbequemer. Der Mensch ist seit den Zeiten der antiken griechischen Stadtstaaten ein »zoon politikon«, ein politisches Wesen, engagiert und streitbar für sein allgemeines und sein privates Wohl. Wer nicht handelt, so gibt der Rebell aus Reutlingen zu verstehen, der wird behandelt. Unverändert aktuell lesen sich denn auch heute noch die zwei beißend scharfen Streitschriften Dr. M. O. Brukers »Ärztliches Memorandum zur industriellen Nutzung der Atomenergie« und »Weil du beim Reaktor wohnst, mußt du früher sterben«. Man muß die 54 Punkte umfassende öffentliche Einwendung des Dr. med. M. O. Bruker »gegen das Verfahren zur Errichtung des Atomkraftwerkes Würgassen« (dokumentiert in »Der Gesundheitsberater«, November 1989) vom 9. 2. 1969 gelesen haben, um zu erfassen, mit welcher immensen Sorgfalt und Sachkenntnis sich Bruker in die komplizierte Materie hineinarbeitet und für die Bevölkerung mit Zivilcourage verständlich macht. In der atomaren Frage, so formuliert es Bruker damals ebenso anschaulich wie unwiderlegbar, »greift man zu drei Zwecklügen: 1) Die fossilen Energieträger Kohle und Öl decken in absehbarer Zeit bei steigendem Verbrauch den Energiebedarf nicht; 2) Der Strom wird durch Atomkernspaltung billiger; 3) Atomkraftwerke sind völlig gefahrlos.« Der Mann im Weißkittel und mit dem Megaphon versteht seinen hippokratischen Eid existentiell: »Im Dienste am Menschen sollten Ärzte den Mächtigen dieser Welt in den Arm fallen dürfen, wenn sie Dinge verfügen wollen, von welchen Ärzte mehr verstehen. Sie dürfen nicht schweigen, wenn es um folgenschwere Entscheidungen geht.«

Woher Bruker in all den kämpferischen Jahren gegen Atomlobby,

Zuckerindustrie, Private Krankenversicherungen und bornierte Standesmedizin die Kraft nimmt, weit über die Pensionsgrenze hinaus? Da ist die Ehefrau Irmgard Bruker, die die Kinder Armin, Irmgard, Rolf und Wolfgang aufzieht, dem berühmten Mann den Rücken freihält und ihm bis heute das behagliche Familienwochenende im Haus und Garten in Lemgo widmet...

*

Wer Dr. Bruker beim Gespräch mit Patienten oder bei der Gartenarbeit erlebt, der spürt, wie wichtig ihm der lebendige Mensch und die Natur ist. Es ist kein Zufall, daß Bruker zwei Worte des großen Arztes Paracelsus (1493–1541) so lieb sind: »Ihr Ärzte, hört auf, in euren verstaubten Büchern zu studieren und fruchtlose Diskussionen abzuhalten, beobachtet die Natur, sucht draußen die natürlichen Arzneien, sammelt eure Erfahrungen am natürlichen Geschehen, macht Experimente, wo diese nicht ausreichen, und geht vor allem ans Krankenbett und seht zu, was ihr dort praktisch vollbringen und helfen könnt! Aus der Natur kommt die Krankheit und die Heilung.« Der zweite Spruch des Paracelsus wird auf Wunsch des »Seniors« über dem Portal der »Dr. Max Otto Bruker Akademie« auf der Lahnhöhe stehen: »...die höchste aller Arzneien aber ist die Liebe«.

Durch Rat und Vorbild hat Bruker wohl mehr Menschen eine Wende im Leben beschert, als er es selbst ahnt. Als ich, auf der Ostsee-Kreuzfahrt mit der »MS Adriana«, rund ein Dutzend ehemaliger Patienten, Bruker-Leser und Gesundheitsberater befrage, sind die Antworten fast gleichlautend und immer voller Dankbarkeit. »Dr. Bruker hat mich von der Ernährungsumstellung überzeugt und wohl mein langes, gesundes Alter auf dem Gewissen«, meint ein braungebrannter Achzigjähriger witzig. Eine etwa fünfzigjährige Hausfrau erzählt: »Weil ich chronisch kränkelte und zuletzt die Magen- und Darmbeschwerden immer böser wurden, ging ich zu Dr. Bruker. Stück um Stück habe ich die Ernährung meiner ganzen Familie umgestellt – heute sind alle gesund. Ich habe die Ausbildung zur Gesundheitsberaterin GGB absolviert. Obwohl ich von Natur aus eher schüchtern bin, halte ich heute Vorträge und informiere an der Volkshochschule meine Kursteilnehmerinnen über den Themen-

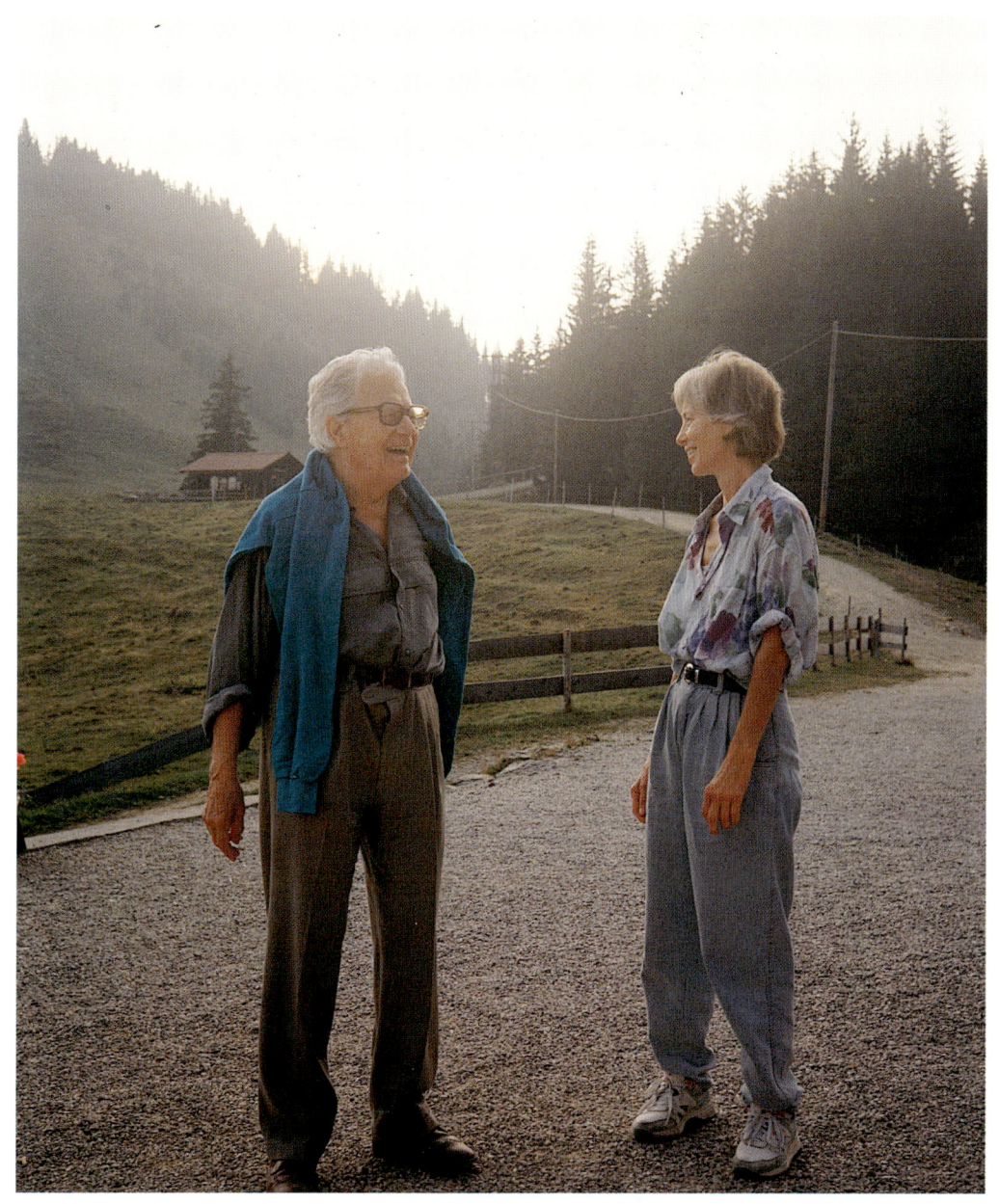

*Herbstausflug der GGB 1991:
Dr. Max Otto Bruker und Ilse Gutjahr
Geschäftsführerin der GGB*

komplex ›Unsere Nahrung – unser Schicksal‹.« Eine siebzigjährige, frühere Lehrerin erinnert sich: »Als mein Mann starb, war ich verzweifelt. Wir hatten uns so geliebt! Ohne ihn wollte ich nicht mehr leben. Es war so furchtbar. Dann bin ich zu Dr. Bruker in die Klinik gekommen. Ich hatte nicht viel Hoffnung. ›Die geben dir doch nur Grünfutter‹, dachte ich. Aber es kam ganz anders: Dr. Bruker sprach jeden Tag lange mit mir. Er ließ mich weinen und erzählen. Er unterbrach mich nie. Erst nach einiger Zeit wies er mich vorsichtig, aber bestimmt auf das Schöne in meinem Leben und neue Aufgaben hin. Das gab mir Mut und Kraft. Er hat mich ernst genommen. Bruker weiß viel über den Schmerz.«

Mehrere Gesprächspartner zeigen sich besonders beeindruckt über Max Otto Brukers gelassenen Umgang mit dem Tod. Mir selbst eröffnet Bruker, als ich ihn auf seine eigene Endlichkeit anspreche, daß ihm der Tod keine Angst macht (»Ich möchte nur anständig sterben«). Bruker: »Ich bin über achtzig Jahre alt und freue mich über jedes Jahr, das mir gesund und in Schaffenskraft geschenkt wird. Vor dem Tod habe ich keine Furcht. Ich glaube, der Tod ist so natürlich wie der Schlaf am Ende eines langen, ereignisreichen Tages. Deshalb nannten die alten Griechen wohl auch den Tod den ›Bruder des Schlafes‹.«

Von Max Otto Bruker und besonders seinem großen Alterswerk zu sprechen, heißt auch über Ilse Gutjahr zu reden. Die Geschäftsführerin der »Gesellschaft für Gesundheitsberatung« und Co-Autorin vieler Bruker-Bücher ist nicht nur der Motor der erfolgreichen Unternehmungen GGB und emu-Verlag sowie »Konzertagentur« für die öffentlichen Auftritte des »Meisters« vor bis zu 4000 Zuhörern, sondern sie ist zugleich das warm pulsierende Herz der großen Gemeinschaft um Dr. Bruker. Mit ihrer hohen Kompetenz, Tüchtigkeit und bis an die Grenzen körperlicher Leistungsfähigkeit gehendem Engagement verschwendet sich die zierliche Norddeutsche voller Hingabe, Wärme und Menschenliebe an die große Sache psychosomatischer Gesundheit. Wen Ilse Gutjahr einmal in ihre Arme genommen, gedrückt und geherzt hat und wer Max Otto Brukers flüssig-witzigem Rededuktus gelauscht hat, der sehnt sich fortan nach der geistigen Heimat Lahnhöhe zurück.

Für eben diese geistige Heimat, das seit dem September 1992 in Bau befindliche Haus mit der »Dr. Max Otto Bruker Akademie«, haben alle Autoren dieses Bandes, Herausgeber und Verlag auf Honorar und Gewinn verzichtet. Der Reingewinn dieser Festschrift und Augenreise durch den Kosmos des Dr. M. O. Bruker und seiner Mitstreiter kommt als einer der vielen Bausteine dem neuen Haus zu. Wenn wir in den nächsten Wochen, Monaten und Jahren immer wieder mit dem Klingelbeutel durch die Reihe der Bruker- und GGB-Freunde ziehen, dann soll sich keiner ärgern: Der Obulus dient einer großen Sache, einem alternativen Gesundheitszentrum, unabhängig von staatlicher Förderung und industriellen Sponsoren. In diesem Haus mit seinem Grasdach und den Sonnenkollektoren, seinen Seminar- und Selbsterfahrungsräumen, seiner Bibliothek, dem lichten Reformladen, den Verlagszimmern, der Ganzheitspraxis, der Sauna und dem Vollwertrestaurant, dem Neufundländer Max und dem Kater Otto (Copyright: Max Otto Bruker), in diesem Haus unserer Sehnsüchte, ökologischen Phantasie und seelischen Energie dürfen wir alle träumen, lernen und lachen.

Du, Max Otto Bruker, hast Dir damit selbst das schönste Geschenk zum 83. Geburtstag gemacht. Wir gratulieren Dir: Daß es Dich gibt. Daß Du ein Feuer in unserem Herzen entzündet hast. Dein Feuer werden wir hüten: Indem wir es weitergeben.

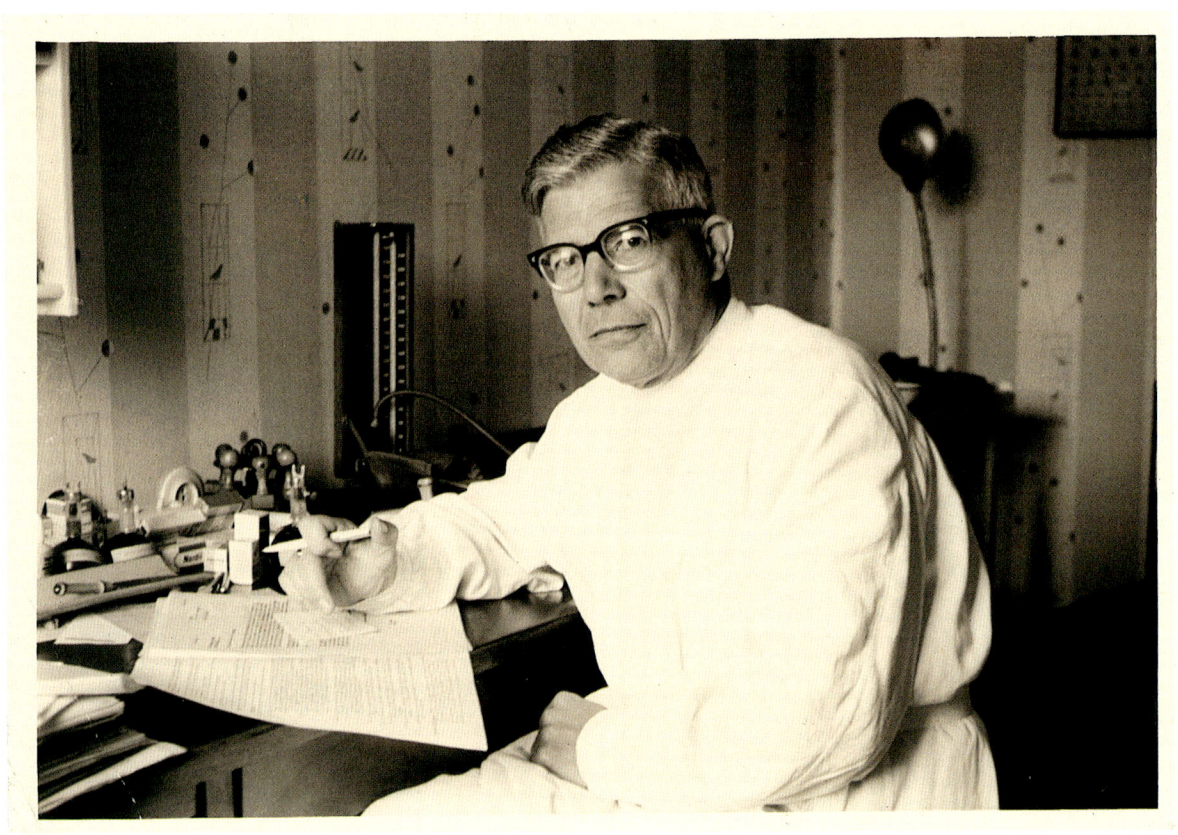

Am Schreibtisch in Eben-Ezer

Notstands- und Ganzheitsmedizin in Eben-Ezer

Dr. Brukers Chefarzttätigkeit von 1945 bis 1974

1862 wurde die Stiftung Eben-Ezer in Lemgo von dem Lehrer Simon August Topehlen gegründet. Es war das Jahr, in dem Topehlen, der in dem Ruf stand, ein guter Pädagoge zu sein, das erste schwachsinnige epileptische Kind Henriette Ludolf aufgenommen hatte. Die Arbeit, Behinderten zu helfen, wurde ihm regelrecht zu Füßen gelegt, ja sogar aufgedrängt, denn die Eltern des Kindes sahen sich außerstande, seinen Bedürfnissen gerecht zu werden.

Aus Anlaß ihres 125jährigen Bestehens gab die Stiftung eine Chronik heraus, in der einleitend geschrieben steht, daß es der Initiative einzelner zu danken ist, »daß der Behinderte und seine Familie aus einer jahrhundertelangen Isolation herausgelöst wurde und heute einen – mindestens in der öffentlichen Meinung – anerkannten Platz gefunden hat.«

Zu diesen aktiven Helfern der ersten Stunde, die bereit waren, den Betroffenen »Anerkennung und Partnerschaft, Hilfe und Recht, Liebe und Gemeinschaft zu gewähren«, gehörte im ärztlichen Bereich Dr. M. O. Bruker, der in der Nachkriegszeit in Eben-Ezer oft vor schier unlösbaren Problemen stand.

Wir stellen unseren Lesern den Originaltext aus der Chronik »125 Jahre Stiftung Eben-Ezer« vor, die von Inge Bauer, Klaus Berger, Berend Groeneveld und Joachim P. Walter geschrieben wurde.

Durch den plötzlichen Tod von Dr. Haberkant war die Anstalt seit 1944 ohne Arzt und blieb auch im Jahre 1945 infolge der Kriegsereignisse ohne geregelte ärztliche Versorgung. 1946 übernahm Dr. Max Otto Bruker die ärztliche Arbeit in der Anstalt Eben-Ezer, und in den folgenden Jahren hat er diesen Bereich in eindrucksvoller Weise geprägt. Bis zum Ausbruch des Krieges hatte Dr. Bruker in der Homöopathisch-Biologischen Klinik der Städtischen Krankenanstalten in Bremen gearbeitet, war dann als Sanitätsoffizier einberufen worden und kam 1945 nach Lemgo, wohin seine Familie evakuiert worden war. Es war das Bestreben Dr. Brukers, bei der ärztlichen Tätigkeit eine ganzheitliche Therapie durchzuführen, das heißt, alle Facetten der menschlichen Existenz bei der Behandlung zu berücksichtigen. Eine weitere Neuerung war die Behandlung mit homöopatischen Medikamenten und später, nachdem sich die Versorgung mit Lebensmitteln wieder normalisiert hatte, die Beschäftigung mit Fragen auf dem Gebiet der Ernährung.

Bei Beginn der Tätigkeit in Eben-Ezer galt es für Dr. Bruker aber zunächst, die akuten medizinischen Notstände zu beheben, und wenn dies nicht möglich war, zumindest zu lindern. – Der Mangel an Lebensmitteln hatte, wie überall in der Bevölkerung, erhebliche Auswirkungen auf den Gesundheitszustand der Heimbewohner gehabt. Der Raummangel und damit einhergehend die schlechten hygienischen Verhältnisse förderten die Ausbreitung von ansteckenden Krankheiten; das Fehlen von Medikamenten und pflegerischen Hilfsmitteln erschwerte die ärztliche Arbeit zusätzlich. – Der große Flüchtlingsstrom brachte nicht nur ein sprunghaftes Ansteigen der zu Versorgenden mit sich, sondern er ging auch mit einem großen Wechsel dieses Personenkreises einher. Heimatlos gewordene Menschen waren einige Wochen oder Monate in Eben-Ezer, zogen dann an einen anderen Ort, neue Flüchtlinge kamen, mußten behandelt und weiter betreut werden. Das Alten- und Flüchtlingsheim mit damals 150 Plätzen machte etwa ein Drittel der Gesamtbelegung aus, die ärztliche Versorgung dieser so schwer Betroffenen nahm aber einen sehr viel größeren Anteil an Arbeit für sich in Anspruch. Daneben kam die Arbeit bei den geistig behinderten Menschen sowie bei den Anfallskranken nicht zu kurz. In Zusammenarbeit mit den im erzieherischen und pflegerischen Bereich Tätigen wurde jetzt versucht, die in den vergangenen Jahren notgedrungen ein wenig in den Hintergrund getretene Arbeit der Heilerziehung wieder zu aktivieren.

Relativ viele Heimbewohner waren an einer Lungentuberkulose erkrankt, so daß, um die Ansteckungsgefahr einzuschränken, eine Tuberkulosestation errichtet wurde. Gleichzeitig entstand die erste Krankenstation, damit eine geordnete ärztliche und pflegerische Versorgung der akut Erkrankten sichergestellt werden konnte. Überweisungen in das Kreiskrankenhaus wurden nun nur noch bei größeren operativen Eingriffen erforderlich, umgekehrt aber wurden in diesen Jahren laufend pflegebedürftige Schwerkranke aus dem Kreiskrankenhaus nach Eben-Ezer verlegt.

In seinem ersten Jahresbericht aus dem Jahre 1946 schildert Dr. Bruker damalige Verhältnisse unter anderem so:

»*Bei der Übernahme der Arbeit hatte die Ausbreitung der Krätze trotz laufender Behandlung der Befallenen solche Ausmaße angenommen, daß nur ein kleiner Prozentsatz frei von Krätze war. Der Grund, weshalb die Krätze sich so seuchenhaft ausbreiten konnte, lag neben dem engen Zusammenleben in der Kohlenknappheit. Infolge des Kohlenmangels stand bei der Reinigung der Wäsche nicht der nötige Hitzegrad zur Verfügung, um die Krätzemilben abzutöten. Erst durch die systematische Erfassung sämtlicher Krätzefälle zur gleichen Zeit und durch gleichzeitige gründliche Desinfektion der gesamten Bett- und Leibwäsche sowie durch unermüdlich laufende Reihenuntersuchungen gelang es dann, der Seuche Herr zu werden. – Ausreichende Krätzemittel waren kaum zu beschaffen. Welche Anforderungen an das Pflegepersonal gestellt wurden, ersehen wir daraus, daß der Aufenthalt in dem Raum, wo die Masseneinreibungen mit dem damals gelieferten Mittel 1215 vorgenommen wurden, nach einer Stunde bei den einreibenden Schwestern einen narkoseähnlichen Betäubungszustand hervorrief. Dabei half das Mittel nur wenig, so daß mancher Krätzekranke diese Kur drei- bis fünfmal durchmachen mußte. – Von dem Verbrauch an Salben und Verbandstoffen für die Furunkulosen, eine Folge der Krätze, ganz zu schweigen, da diese Mittel gar nicht zu beschaffen waren und noch aus alten Beständen bestritten werden mußten.*«

In dem Bericht heißt es weiter:

»*Bedenken Sie bitte, was es für die Kranken und Pflegenden bedeutet,*

II

Euren offenen Herd, der mir zu oft unwirksam u. gefährlich ist, so werdet Ihr Euch zweifellos beeifern, eine andere Therapie zu erlernen, die nur ganz ungefährliche (Arzneimittel u. gleichzeitig ausgezeichnet wirksame) besitzt?

Doch, welches Unglück! Pech! Diese Therapie ist die Homoeopathie u. ich sehe euch bei diesem fruchtbaren Namen sogleich widerborstig werden u. in Verteidigungsstellg, als ob (?) Ihr am ruhmvollen Tag eurer Dissertation (thèse) geschworen hättet, bei'm verkerten Schädel u. dem geschniegelten Bart Dogens, nie eine andere Heilmethode zu benutzen als die von der sacrosankten Fakultät gelehrte, die, wie jedermann weiss, das Monopol (unfehlbarer) der Wahrheit mit Garantie der Regierg besitzt.

Nun, die Vorurteile, die Ihr gegen die Methode Hahnemanns haben mögt, sind Töchter der Unwissenheit u. nichts ist leichter, als sie zu zerstreuen.

Die Homoeopathie beruht in Wirklichkeit auf einer dreifachen Basis:
1) Die Prüfg der Arzneimittel am gesunden Menschen;
2) Die Verordng der Heilmittel an die Kranken nach dem Ähnlichkeitsgesetz;
3) Die Festlegg der Dosen nach den Erfahrgen der Klinik.

Ich sehe in all diesem nichts, was ein von den Vorurteilen der Schule befreiter u. von einem wahrhaft wissenschaftlichem Geist beseelter Arzt nicht annehmen könnte.

Die Prüfung der Heilmittel am gesunden Menschen ist der einzige Weg, ihre Wirkg auf den Organismus kennen zu lernen, denn wenn man sie am Kranken prüfen würde, könnte die Wirkg der Heilmittel (einerseits) durch die Krankheit selbst verändert werden, u. andererseits wäre es schwer, die durch das Heilmittel bedingten Symptome von den durch die Krankheit verursachten zu unterscheiden. Das ist ganz klar u. Cl. Bernard hat nach Hahnemann diese Prüfg am gesunden Menschen förmlich angeraten.

Das Ähnlichkeitsgesetz beherrscht die ganze Therapie. Es ist von den hervorragendsten Vertretern der offiziellen Schule anerkannt, bezeugt u. verkündigt. Es braucht also hier nicht verteidigt zu werden, aber man muss sich mit Recht wundern, dass man in den Vorlesgen über die Therapie (der Fakultät) nie etwas von ihm hört.

bei den tuberkulösen Endzuständen, die häufig mit unstillbaren Durchfällen einhergehen, ohne ein Opium-Präparat auskommen zu müssen, so daß der Kranke sich wochenlang alle paar Stunden beschmutzt, und das in einer Zeit der Seifenknappheit und des Mangels an Brennmaterial. Was bedeutet es für Arzt und Kranke, zu wissen, daß mit Atropin-Präparaten den Parkinson-Kranken eine große Erleichterung ihres Leidens zu verschaffen wäre, das Arzneimittel aber seit einem halben Jahre nicht zu erhalten ist.«

In den folgenden Jahren kam es zu einer, wenn auch nur schrittweisen Verbesserung der Ernährungssituation, der hygienischen Verhältnisse und auch der medikamentösen Versorgung. Es konnten nun akute Krankheiten besser behandelt und chronische Leiden vermehrt gelindert werden. Auch die Anfälligkeit gegenüber Infektionskrankheiten hatte sich deutlich verringert. – Die tägliche Sprechstunde entsprach jetzt einer weitgefächerten Allgemeinpraxis, wo auch kleinere operative Eingriffe ausgeführt wurden. Daneben nahm die psychiatrische Tätigkeit und die Behandlung der Anfallskranken einen großen Raum ein. Bei vielen der zahlreichen neu aufgenommenen jugendlichen Heimbewohner war es aufgrund der Zeitläufe zu einer erheblichen Verwahrlosung mit massiven Verhaltensstörungen gekommen. Hier galt es in Zusammenarbeit mit den Pädagogen Wege zu finden, die den einzelnen trotz der teilweise noch keineswegs guten äußeren Verhältnisse wieder in einer Gemeinschaft zurechtkommen ließ.

Krankenhaus Eben-Ezer

1949 wurde das Krankenhaus Eben-Ezer eingeweiht. Es war eine Innere Abteilung mit 45 Plätzen, die mit dem damals modernen Rüstzeug für Diagnose und Therapie ausgestattet war. Die alte Krankenstation im Frauenhaus verblieb für schwer pflegebedürftige Langzeitpatienten. Im ersten Stock des neuen Krankenhauses war zunächst das sogenannte

◁ *Eine von tausenden Seiten aus den handschriftlichen Aufzeichnungen von Dr. M. O. Bruker*

»Rentnerheim«, eine Station für alte Menschen, die ihre Heimat verloren hatten, eingerichtet worden. Später, als hierfür kein Bedarf mehr bestand, konnten diese Räume mit in den Krankenhausbereich einbezogen und die Bettenzahl in den einzelnen Krankenzimmern etwas reduziert werden.

Das Krankenhaus Eben-Ezer erlangte durch die von Dr. Bruker vertretene biologische und psychosomatische Ganzheitsmedizin sehr rasch einen Ruf weit über Lemgo hinaus. Begriffe wie »ernährungsbedingte Zivilisationskrankheiten«, »vitalstoffreiche Vollwertkost« oder auch das Erkennen von Zusammenhängen zwischen einer geistig-seelischen Belastung und einer körperlichen Erkrankung haben heute in den therapeutischen Bemühungen überall einen großen Stellenwert. In den fünfziger Jahren waren es Außenseitermethoden, die nicht selten verlacht wurden. Wasseranwendungen nach Kneipp oder auch die regelmäßigen Saunabesuche (Dr. Bruker hatte die Sauna während des Krieges in Finnland kennengelernt) waren zu dieser Zeit ebenfalls vielen Menschen fremd. Von einem »bißchen kalten Wasser« oder »viel heißer Luft« konnten sich Außenstehende nicht vorstellen, daß damit Krankheiten gebessert werden sollten.

Nicht nur zahlreiche junge Ärzte haben im Krankenhaus Eben-Ezer ihren Wissensstand erweitert, sondern die Erkenntnisse über eine gesunde Ernährung sind auch in den wirtschaftlichen Bereich der Anstalt übernommen worden. Frischkostgaben, Körnerfrühstück und dergleichen waren hier jederzeit bereit. In Lemgo berühmt war damals das »Eben-Ezer-Brot«, ein Vollkornbrot »der ersten Stunde«, das auch von vielen Außenstehenden – zunächst führte keine Bäckerei ein Vollkornbrot – gekauft wurde.

Am 31. 12. 1974 schloß das Krankenhaus, nachdem Dr. Bruker die Altersgrenze erreicht hatte, seine Pforten. Das Haus »auf der anderen Seite der Bahn« (die Bundesbahnstrecke Bielefeld–Hameln trennt dieses Gelände vom engeren Anstaltsbereich) wurde nun für akut erkrankte oder sehr pflegebedürftige Heimbewohner eingerichtet. Viele Patienten im gesamten Bundesgebiet werden sich dankbar an Eben-Ezer und an sein Krankenhaus mit Dr. Bruker erinnern.

Dr. Friedrich Dorschner

Sprechstunde nachts um halb vier

Von 1959–1961 war ich Assistent bei meinem sehr verehrten Chef Dr. M. O. Bruker in Lemgo, Eben-Ezer. In dieser Zeit hatte ich Gelegenheit, den Arzt und die Persönlichkeit des Chefs genau zu studieren. Von meinem Elternhaus war ich vorbelastet, der Vater betrieb als Heilpraktiker im Sudetenland seit 1932 eine Naturheilpraxis und ein Sanatorium. Nach der Ausweisung hatte er die Praxis in Dallau am Rande des Odenwalds wieder aufgebaut und neu begonnen. So gab es zwischen Dr. Bruker und mir vom ärztlichen, ganzheitlich-naturheilkundlichen Denken her keinerlei Probleme. Dies zeigte sich schon beim Vorstellungsgespräch. Das Ergebnis: Ich wurde sofort ohne Bedenkzeit eingestellt. An dieser Grundübereinstimmung im ärztlichen Denken und gegenseitiger Hochachtung hat sich bis zum heutigen Tage nichts geändert, und das sind immerhin über drei Jahrzehnte. Viele seiner Lemgoer Angestellten und Patienten und auch Frau Bruker selbst waren schon oft Gast in meinem Sanatorium, auch dies zeigt das absolute gegenseitige ärztliche Vertrauen.

Was mir von zu Hause aus und auch nach dem Studium der Medizin und normaler Krankenhaustätigkeit noch gefehlt hat, das konnte ich bei der medizinischen Vielseitigkeit von Dr. Bruker und seinem ungeheuren, nicht nur praktischen, sondern auch wissenschaftlich-theoretischen Wissen in Lemgo noch erwerben. Besonders imponierte mir sein Geschick, naturheilkundliche Praxis und wissenschaftlich-theoretisches Wissen in Einklang zu bringen. Er versteht es wie kein zweiter in seinen aufklärenden Vorträgen, das ungeheure, von der Schulmedizin auch in unserer Richtung erarbeitete Wissen (siehe Vitalstofforschung etc.), zu nutzen. Alle Menschen wollen doch heutzutage immer wissenschaftliche Beweise. Obwohl die Praxis im Vergleich zur Theorie immer recht hat, ist es wichtig, gesundheitliche Fragen für alle Zuhörer – ob Arzt oder Laie – zu erklären, so daß jeder die Dinge geistig nachvollziehen kann. Obwohl ich bereits jedes Wort kannte, habe ich trotzdem keinen seiner aufklärenden Vorträge für den Patienten als Assistent versäumt. Es war für mich wichtig zu studieren, wie der Chef etwas sagte und wie er die Fragen der Patienten beantwortete. Ich habe von diesem ausgezeichneten Redner, der auch heute noch nie langweilig spricht, viel für meine eigene Vortragspraxis gelernt. Kurz gesagt, Dr. Bruker hat mich in meinem medizinischen Denken stark geprägt. Es war für mich vorbildlich zu beobachten, wie er bei den Patienten schon im ersten Gespräch versuchte, die eigentlichen Krankheitsursachen herauszufinden, denn ohne Beseitigung dieser ist ja eine gründliche Heilung nicht möglich. Er verkörpert vorbildlich in Theorie und Praxis bestes ganzheitlich-medizinisches Denken.

Zeit in der Betreuung der Patienten hat bei ihm nie eine Rolle gespielt. Es konnte passieren, daß er sich auch des öfteren mehr als eine Stunde mit einem Patienten befaßt hat, zur großen Freude seiner Sekretärinnen, die manchmal nicht wußten, wie sie die schon lange in der Sprechstunde Wartenden besänftigen sollten. Ambulante Sprechstunde in Lemgo von 16 bis 24 Uhr, bis ein Uhr, bis zwei Uhr oder gar drei bis vier Uhr nachts waren keine Seltenheit. Ich weiß dies deshalb so genau, weil ich schlafgestörte Patienten auf Stationen hatte, die mir jeden Morgen genau berichtet haben, wann der Chef nach Hause gegangen ist. Aber wer jetzt glaubt, der Chef wäre morgens um acht Uhr nicht wieder im Krankenhaus pünktlich erschienen, der hat weit gefehlt. Morgens um acht Uhr war er wieder da, egal wie lange die nächtliche Sprechstunde gedauert hatte. Da kamen schon eher seine ambulanten Patienten in Verlegenheit, die manchmal nicht mehr wußten, wie sie nach Hause kommen sollten, da die letzten Züge bereits abgefahren waren. Seine Sekretärin mußte dann oft Blitzableiter spielen, was sie immer wieder zu der Bemerkung veranlaßte, sie würde das nicht mehr lange aushalten. Aber der fleißige und zähe Skorpion Bruker hielt alles aus.

Auch wenn es gegen die privaten Krankenversicherungen ging, die naturheilkundliche Heilweisen nicht zahlen wollten, war er immer zum

Kampf bereit. Wenn er nicht Frau und vier Kinder hätte, könnte man glauben, er habe kein Privatleben, so sehr setzte er sich für Patienten und die ganzheitliche Sache ein. Selbst Assistenten kamen manchmal zu kurz, wenn sie Fragen hatten, da der nächste Patient ja schon wieder wartete und Dr. Bruker bereits die Hand am Türgriff hatte. Auch die Chefvisiten, die ebenso ganz der Aufklärung und Betreuung der einzelnen Patienten gewidmet waren, drohten oft in einer Art Stau zu ersticken, wenn ein neuer Patient statt Beschwerden dem Chef sozusagen fertige Diagnosen an den Kopf warf. Wenn das dann noch Lehrer waren, die sowieso meist alles besser wußten, blieb die Visite rund eine Stunde an dem Bett stehen, bis dieser Patient »aufgeklärt« war. Um solche unnötigen Stundendiskussionen zu vermeiden, habe ich, mit der Zeit klüger geworden, die Patienten vorher präpariert, daß sie dem Chef ja keine fertigen Diagnosen erzählen sollten. Selbst dieser Trick half nicht immer. Dr. Bruker ist halt ein Schwabe, gründlich, fleißig, persönlich sparsam und bescheiden, aber ein großer Kämpfer.

Besonders angetan hatten es ihm die privaten Krankenversicherungen und die Zuckerindustrie. Die einen wollten oft nicht zahlen (sie waren ja nach Aussage eines Bundesbeauftragten für die Aufsicht der Kassen »organisierte Betrugsunternehmen«), die anderen verführten das Volk mit Halbwahrheiten, die sie in der Werbung verwandten. Aber auch Prozeßdrohungen konnten den Kämpfer Dr. Bruker nicht einschüchtern. Man verlangte von ihm: Er sollte seine medizinischen Erkenntnisse nur Ärzten vortragen und nicht das Volk durch Aufklärung beunruhigen, das sei schädlicher als Fabrikzucker. Solcher Kuhhandel kam für ihn nicht in Frage. Eine der wertvollsten Entdeckungen für die Praxis, die Dr. Bruker meiner Meinung nach gemacht hat, ist, daß er herausfand: Insbesondere der Fabrikzucker kann, vor allem auch in Kombination mit dem Auszugsmehl, bei Bauchempfindlichen die für eine Vollwertkost unentbehrliche Frischkost unverträglich machen. Aber auch Säfte, was wenig bekannt ist, und sogar in geringerem Maße gekochtes Obst können dasselbe verursachen. Die Beschwerden treten erst ein bis vier Tage nach Genuß auf.

Wenigen nur dürfte bekannt sein, daß Dr. Bruker auch, zumindest was das »Zahnziehen« anbetrifft, ein ausgezeichneter Zahnarzt ist. In der Betreuung unserer Anstaltspfleglinge mußten auch nicht mehr zu rettende Zähne gezogen werden, was sehr schwierig war und manchmal Stunden dauern konnte, da die Pfleglinge Angst hatten und nur nach langem und gutem Zureden den Mund aufmachten. Bei einem Zahnarzt hätten diese die ganze Sprechstunde aufgehalten, so daß zu diesem nur die Pfleglinge kamen, deren Zähne noch zu plombieren waren. Alles andere, was entfernt werden mußte, wurde von uns betreut. Denn die Schwachsinnigen, um die es sich meist handelte, kannten uns und besaßen zu uns das meiste Vertrauen, da sie ja von uns laufend medizinisch betreut wurden. Auf diese Weise habe ich, vom Chef gut angelernt, in zwei Jahren weit über 100 Zahnreste entfernt. Ein angehender Zahnarzt, der gerade sein Examen hinter sich gebracht hatte, staunte über unsere praktischen Fähigkeiten, als er uns zusah.

Zwei Söhne Brukers sind in seine ärztlichen Fußstapfen getreten, die allerdings nach Dr. Brukers Aussagen eigene naturheilkundliche Wege gehen. Seine einzige Tochter wählte auch einen Heilberuf. Sein jüngster Sohn, von dem ich eine nette Geschichte erzählen möchte, ist Jurist, den der Vater gut gebrauchen kann. Dieser jüngste Sohn war als Bub Anführer einer Gruppe Jungens, die im biologischen Garten des Vaters »Krieg« gegen eine andere Gruppe geführt haben. Beide feindlichen Gruppen lagen sich im Garten gegenüber. »Bruker junior« stieg als »Anführer« im Haus bis zum Giebelfenster, lehnte sich heraus und schrie seiner Gruppe zu: »Greift an, ihr Feiglinge!« Dies ist beste Politikermanier, im sicheren Hintergrund zum Krieg aufrufen!

Ich möchte hier nun eine Geschichte zum besten geben, die selbst Dr. Bruker in dieser Form noch unbekannt sein dürfte, doch sie dokumentiert den unermüdlichen Fleiß und Einsatz dieses Mannes. In Lemgo wohnte ich in einer kleinen Mansardenwohnung, im sogenannten Pastorenhaus. Der damalige evangelische, blinde Pastor betreute die Anstalt kirchlich. Er hatte Frau und vier Kinder und wohnte unter mir. Eines Tages bat er um eine private Unterredung und erzählte mir folgende Geschichte: Es ginge ihm sehr schlecht, wie ich ja sehe, könne er nur noch mit zwei Krücken gehen, da er hartnäckige Kreuz- und Beinbeschwerden in Form einer akuten Ischiasreizung habe. Eine haus- und fachärztliche Behandlung sei bisher ohne Erfolg gewesen, in seiner Not habe er sich an Dr. Bruker gewandt. Dieser habe ihm abends am Telefon gesagt, er solle morgens um halb drei Uhr in die Sprechstunde kommen, sie würde wohl so lange dauern. Er sei nur mühsam morgens die hundert Meter auf den Krücken dorthin gehumpelt und habe dann noch eine Stunde warten müssen, bis er um halb vier Uhr morgens drangekommen wäre. Daß er um diese Zeit noch eine Stunde haben warten müssen, darüber war er so erbost, daß er äußerte, auch wenn es ihm noch so schlecht ginge und er auf allen vieren herumkriechen müßte, ginge er nie wieder hin. Wir konnten ihm dann doch noch helfen. Für ihn war bei der Beratung auch besonders wichtig, sein Versprechen seinen Kindern gegenüber einhalten zu können, in den großen Ferien mit ihnen jeden Tag ins Lemgoer Schwimmbad (Freibad) zu gehen, zumal er starkes Rheuma hatte und der Sommer 1961 kalt und regnerisch war. Ich habe ihm erklärt, daß man auch Kaltanwendungen zur Heilung nutzen könne, wenn man zwei Dinge beachten würde: Vor der Kaltanwendung warm zu sein. Öftere kurze Anwendungen seien besser als eine zu lange. Nach einer Kaltanwendung zu frieren ist schädlich, man muß sich intensiv bewegen, bis man wieder warm ist. Er hat diese Ratschläge mit großem Erfolg angewandt, auch seine Kinder waren über das eingehaltene Schwimmbadversprechen glücklich. Regen und kühles Wetter waren für ihn nicht mehr wichtig, sie hatten ihre Schrecken verloren. Er war nach dieser Zeit beschwerdefrei.

Was ich von Dr. Bruker gelernt habe, konnte ich bisher 1000fach zum Wohle der Patienten und auch an Arzt-Kollegen, die bei mir Naturheilkunde lernen (ich habe von der Ärztekammer die Ausbildungsberechtigung) weitergeben, so daß auch eine gewisse Wahrung des Gedankengutes über Generationen hinweg gewährleistet sein dürfte; zumal Dr. Bruker in seinen vielen wertvollen Büchern, wenn er mal nicht mehr körperlich da sein sollte, weiterleben wird. Dieses sollte Dank und Trost gleichzeitig an ihn sein. Das Geistige in Form von Erkenntnissen und Wahrheiten ist eben unsterblich.

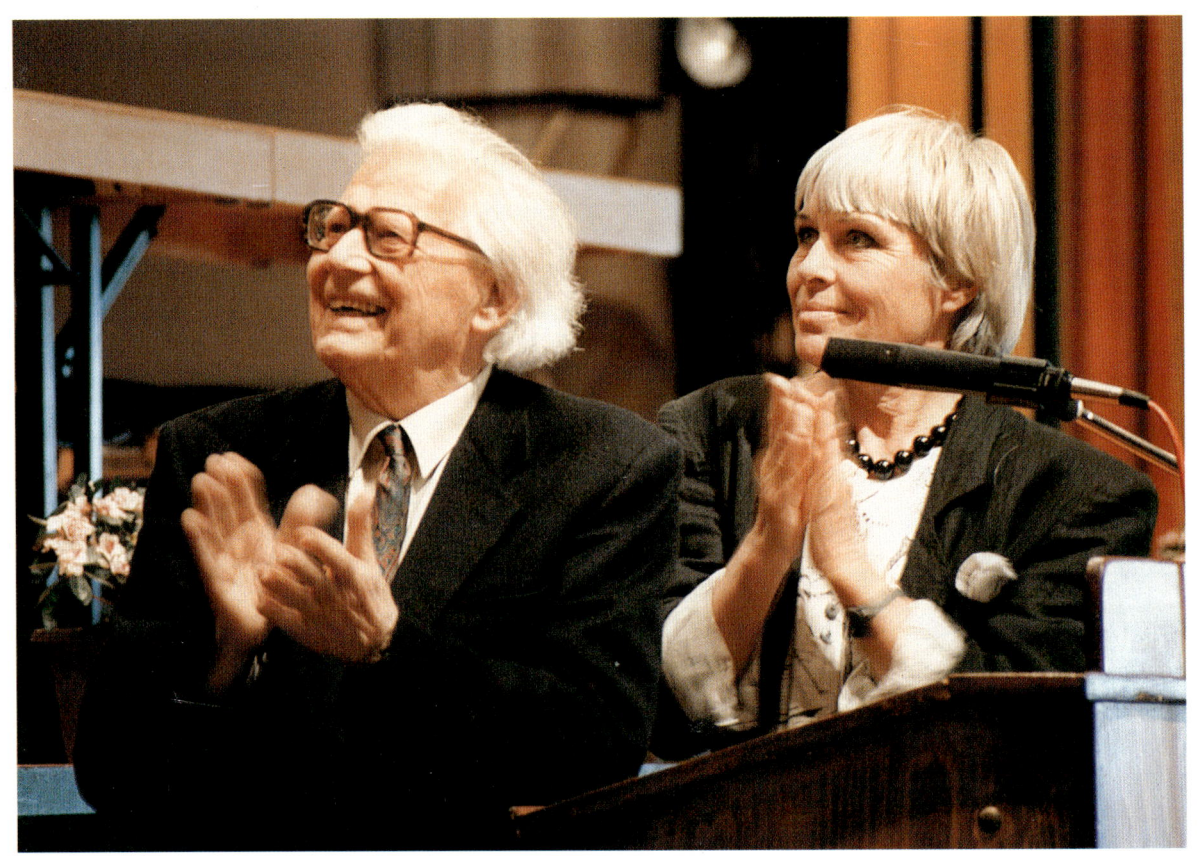

Barbara Rütting und Dr. Max Otto Bruker

Barbara Rütting

Mir scheint, daß ich keinem Menschen so viel zu verdanken habe wie ihm...

Wie lange kenne ich ihn eigentlich schon, den Dr. M. O., will sagen Max Otto, will sagen Dr. Max Otto Bruker? Mir scheint, daß ich keinem Menschen so viel zu verdanken habe wie ihm.

1969 bin ich aufs Land gezogen und konnte plötzlich die Tiere nicht mehr essen, konnte mir die genüßlich unter den Apfelbäumen Äpfel schmausenden Rehe nicht mehr mit Preißelbeeren angerichtet auf dem Teller vorstellen, oder gar Nachbars Schaf Franzi in grünen Bohnen gesotten.

Mein erstes Kochbuch erschien 1976, war zwar schon vegetarisch, aber noch nicht vollwertig. Da gab es noch Flocken statt der Hirse und gar manches, was ich heute mit Abscheu in die Sparte 6 der Kollath-Tabelle verbannen würde. Dr. M. O. bekam dieses Buch in die Hände und äußerte kurz und bündig, wie mir später berichtet wurde: Na, das gewöhnen wir ihr auch noch ab.

Es kam, wie es kommen mußte, mein Weg führte mich nach Lahnstein, und trotz großen Zeitmangels war ich eines schönen Tages Gesundheitsberaterin GGB.

Was ich in diesen wenigen Seminaren und durch Dr. Brukers Bücher über die Zusammenhänge zwischen Ernährung – Gesundheit – Krankheit gelernt habe, kann ich nur jedem Mediziner wünschen. Ich wage zu behaupten, meine Mutter hätte nicht an ihrem Rheuma, bzw. an dem anschließend auftretenden Leberkrebs, sterben müssen, wären mir diese Erkenntnisse bereits einige Jahre früher zuteil geworden.

Wer die wohltätige Wirkung der vitalstoffreichen Vollwertkost nicht am eigenen Leibe erfahren hat, kann nur erahnen, wie sehr sich das ganze Leben nach der Ernährungsumstellung zum Positiven verändert.

Dr. Max Otto Bruker mit seiner enormen Vitalität ist selbst das beste Beispiel. Es muß eine wahre Sternstunde gewesen sein, als die »Gesellschaft für Gesundheitsberatung« gegründet wurde; Gesundheit ist ein Informationsproblem. Vielen Menschen kann, allen Widersachern zum Trotz, über die Zeitschrift »Der Gesundheitsberater« heute dieses Wissen vermittelt werden. Hunderte reisen aus allen Teilen der deutschsprachigen Welt an, wenn in Lahnstein zweimal jährlich die inzwischen berühmten Tagungen zu Themen ganzheitlicher Lebensweise abgehalten werden.

Ein Kämpfer ist er schon, der Dr. M. O., aber ich habe ihn nie fanatisch erlebt, sondern oft Tränen lachen müssen über seinen Humor, den man nur als golden bezeichnen kann.

Kurz und gut, ich bin ganz verliebt in ihn, und hoffe, daß wir – beide Skorpione – noch viele Geburtstage gemeinsam feiern werden.

Nero fragte Seneca: »Woher kommen die vielen Krankheiten?« »Herr«, antwortete der Philosoph, »zähle die Köche.«

Hermann Benjes

Heiße Haxen und eiskaltes Bier

Was reimt sich eigentlich auf Bruker? Sehen Sie, da geht es ja schon los! Kein Wunder, daß kaum Gedichte über diesen Mann im Umlauf sind; er macht es einem Dichter schwer. Mit der Frau Gutjahr hätte man es leichter.

Als meine Frau mir vor Jahren zum ersten Male mit Dr. Bruker kam, war mein erster Gedanke, ach wäre sie doch nie in diesen VHS-Kurs »Gesunde Ernährung« gegangen! Wie habe ich früher so gerne gegrilltes Bauchfleisch gegessen; Kartoffeln und Salat nur als störende Beilagen empfunden. Auch die Kinder, immerhin vier an der Zahl, hatte ich voll auf meiner Seite: »Och Mamma, du immer mit deinem Ökofraß!«

Eine ziemlich schwere Krankheit des Rückens hat dann bei mir etwas nachgeholfen. Widerwillig begann ich auf Drängen meiner Frau das Buch »Unsere Nahrung – unser Schicksal« zu lesen. Mal reinschauen, dachte ich mir, kann ja nicht schaden. Aber die Seiten überfliegen, ganze Kapitel unterschlagen, damit ließ mich meine Frau nicht durchkommen, und um des häuslichen Friedens willen habe ich ihr dann den Gefallen getan, das Buch von der ersten bis zur letzten Seite durchzulesen.

So war das bei mir. Bei anderen Leuten mag es so ähnlich oder ganz anders gewesen sein. Ob schnurgerade oder um drei Ecken herum, wenn nur das Ziel erreicht wurde, ist es doch eigentlich egal, wie jemand bei Dr. Bruker gelandet ist; Hauptsache, er oder sie ist rechtzeitig angekommen, also nicht erst, wenn es bereits zu spät ist. Neidisch soll man ja nicht sein, aber neidisch könnte ich werden, wenn ich Kinder sehe, die mit der größten Selbstverständlichkeit aus kleinen Schälchen den leckeren Frischkornbrei löffeln; und richtig böse könnte ich werden, wenn ich an das Versagen der Schule bei der Gesundheits- und Ernährungsberatung denke. Warum gehen die Kultusminister eigentlich nicht noch einen Schritt weiter und zeigen den Kindern wenigstens, wie man es anstellen muß, um garantiert krank zu werden? Statt dessen läßt man die Schulkinder zu einem Spielball und zu einer leichten Beute der Werbung für Fabriknahrung werden. Heiße Haxen und eiskaltes Bier! Würstchen aus der Dose, die auch schon ohne Senf wie ein Stück Kacke aussehen, obwohl sie den Dünndarm doch erst noch passieren müssen! Am besten gleich in die Mülltonne damit! Aber nein, die Leute entsorgen diese nicht nur wertlose, sondern ja auch schädliche Fabrikwurst doch lieber über den eigenen Darm. Und das Schlimmste: Ich selbst habe es ja auch getan und mich immer nur gewundert, wie ein erwachsener Mensch – noch dazu gebildet – so viele Jahre am Stück unter Blähungen leiden kann und sich damit abfindet, bis an das Ende seiner Tage aus dieser Wohlstandsfurzerei nicht mehr herauszukommen.

Wenn pralle Männerbäuche am Badestrand – besonders bei Gegenlicht und im Profil – den Eindruck erwecken, »aha, im achten oder neunten Monat schwanger«, wenn die sagenhafte Hexe in »Hänsel und Gretel« diese Mannsbilder auf Anhieb mit dem Prädikat »*schlachtreif*« adeln würde, dann Leute, sind wir Dr. Bruker schon hart auf den Fersen. Nun strebt aber der Mensch bekanntlich Höherem zu, als von lästigen Blähungen verschont zu bleiben. Als Ziel ist dieser Wunsch nicht mitreißend genug, und dies schon gar nicht, so lange die Gesundheit eher nachlässig behandelt und als selbstverständlich betrachtet wird.

Genau an dieser Stelle berühren sich meine Interessen mit den von Dr. Bruker aufgezeigten Möglichkeiten. Er lehrt uns ja, wie einfach es im Grunde ist, durch vitalstoffreiche Lebensmittel gesund zu werden und vor allem auch gesund zu bleiben, und ich zeige den Leuten in meinem neuen Diavortrag, daß diese Lebensmittel nur durch einen Nachfrageschub in ausreichender Menge und in der von Dr. Bruker geforderten Qualität hervorgebracht werden können.

Es versteht sich dann auch von selbst, daß diese Lebensmittel nur aus dem ökologischen Landbau kommen können; woher sonst?

Die Auftaktveranstaltungen dieses Vortrags sind Anfang Mai 1992 in Niedersachsen über die Bühne gegangen und von einer Publikumsreaktion begleitet worden, die zu den größten Hoffnungen Anlaß gibt. Ökolandbau stoppt die Boden-, Grundwasser-, Nahrungs- und Muttermilchverseuchung – durch den totalen Verzicht auf Kunstdünger und Gift; das leuchtet ein. Ökologischer Landbau ist aber auch der von uns allen herbeiersehnte »Naturschutz auf der ganzen Fläche«! Oder anders ausgedrückt: Rettung der Artenvielfalt! Dieser Nebeneffekt der Vollwertkost (!) ist vielen Menschen gar nicht bewußt, darum wird er ihnen in meinem Vortrag mit eindrucksvollen Bildern ja auch um die Ohren gehauen. Da mir nur anderthalb Stunden zur Verfügung stehen und ich beim Publikum doch eine unauslöschliche Spur hinterlassen möchte, kann dieser Vortrag nicht auch noch seriös sein oder bis auf die Knochen wissenschaftlich fundiert.

Der niedersächsische Landwirtschaftsminister Funke (SPD), der leichtsinnig genug war, diesen Vortrag am 6. Mai in Varel bei Wilhelmshaven zu besuchen, glaubte, mir Schwarzweißmalerei vorwerfen zu müssen, während ein Bauernverbandsvertreter die Polemik beklagte. Schwerer Kritik aus den Reihen der Giftspritzer, Relativierer und Verharmloser bin ich mit zwei Fragen entgegengetreten: »Habe ich heute abend das Bild eines krebskranken Kindes gezeigt?« (Ich hatte es nicht!) »Habe ich mit dem entstellten Körper eines allergiekranken Menschen geschockt?« (Ich hätte es tun können!) Das betretene Schweigen jener, die mir nicht wohlgesonnen sind, signalisiert doch immerhin: Diese Menschen haben jetzt endlich begriffen, daß wir es ernst meinen und bei Bedarf noch zulegen könnten.

Ich fürchte, das wird auch nötig sein, denn die Gegenseite rüstet zum Gegenschlag. Ihr stehen Millionen zur Verfügung, die mit Hochglanzbroschüren und Fernsehspots tagtäglich zum Einsatz kommen. Wie naiv ist also mein Vorhaben, »die Macht des Geldes der kleinen Leute« in die Waagschale zu werfen? Was berechtigt mich zu der Annahme, das Perverse in Politik und Wirtschaft, das »Ökoperversikum« als Einzelkämpfer bis zur Unerträglichkeit entlarven zu können? Einmal die Tatsache, daß ich ja gar kein Einzelkämpfer bin, sondern wie ein Fisch im Strom der Gleichgesinnten schwimme und z. B. in meinem Vortrag »Ökolandbau EINFACH anfangen« über die Hälfte aller Besucher auf meiner Seite habe, bevor ich auch nur einen Ton gesagt habe! Am Ende des Vortrags sind es bis zu 80 Prozent. Dieser Zugewinn schmilzt mit der Zeit dahin, ich weiß das; aber ein kleines Plus bleibt bestehen, läßt sich nie wieder wegdiskutieren und bildet die kratzfeste Grundlage für das allmähliche Zusammenwirken und Zusammenwachsen aller Menschen guten Willens.

Es lohnt sich also immer noch, im Meer der Möglichkeiten herumzuschwimmen. Es macht mir Spaß, die ungehobenen Schätze unserer Möglichkeiten finden und heben zu helfen, meinen Lesern und Hörern übrigens auch.

In den Büchern von Dr. Bruker liegt noch so mancher Schatz begraben, der es verdient hätte, mit Hilfe einer Kamera visualisiert zu werden, was gar nicht so einfach ist. Das Problem besteht für mich darin, die Anweisungen Dr. Brukers »an den menschlichen Geist« in »Appelle an das menschliche Auge« umzuwandeln. Das ist haarsträubend, ich weiß, aber ich habe gute Erfahrungen damit gemacht und möchte mit der schlichten Gegenüberstellung von Himmel und Hölle (Doppelbildprojektion) in den Köpfen der Besucher etwas bewegen, was sonst vielleicht unberührt bliebe. Das setzt Erfahrungsaustausch voraus, wie er z. B. auf den großen GGB-Tagungen in vorbildlicher Weise geboten wird. Denn würde jeder sein eigenes Süppchen kochen, wären Leerlauf und Frust unvermeidlich. Manchmal muß man sich richtig bremsen und zwar immer dann, wenn die eigene Vorgehensweise wie ein Fremdkörper aus dem Mosaik der Vorbilder und Mitstreiter herauszuragen droht, anstatt sich von der stützenden Kraft und Harmonie des Ganzen tragen zu lassen.

Man bleibt also auf Anregungen und Kritik aus den eigenen Reihen angewiesen, damit der Beifall eines fernen Tages auch von der Gegenseite herüberdonnern kann. Was also reimt sich auf Dr. Bruker? Siehe oben!

Dr. Walther H. Lechler

Du hast ihre Seelen und ihren Durst erreicht

»Ich bin wie eine Brieftaube, die man vom Urquell der Dinge in ein fremdes Land getragen und dort freigelassen hat. Sie trachtet ihr ganzes Leben nach der einstigen Heimat; ruhelos durchmißt sie das Land nach allen Seiten. Und oft fällt sie zu Boden in ihrer großen Müdigkeit, und man kommt, hebt sie auf, pflegt sie und will sie ans Haus gewöhnen. Aber sobald sie die Flügel nur wieder fühlt, fliegt sie von neuem fort, auf die einzige Fahrt, die ihrer Sehnsucht genügt, die unvermeidliche Suche nach dem Ort ihres Ursprungs.«

Christian Morgenstern

Weiße, hochaufgetürmte Sommerwolken, von einer unsichtbaren, innerlichen Kraft durchwebt, sich in immer neue, bizarre Formen quellend, durchziehen wie Geisterschiffe und Fabelwesen den azurblauen Himmel, der sich über die ungebändigte, wild-sinnliche Landschaft des

Luberon spannt. Hingestreckt auf steilem, zerklüfteten Felsrücken liegen im Sonnenglast die Ruinen des Fort von Buoux, stumme Zeugen erbitterter und blutiger Kämpfe von Katholiken und Protestanten im 16. Jahrhundert. Der Duft von goldgelbem, vor Fülle strotzenden Ginster und sattem Blau des in die Landschaft hinein überquellenden Lavendels und der abertausend vielfarbiger Blüten auf den Wiesen verzaubert vibrierend die Welt um mich herum, die ein einziger Jubel ist. Wie eine Feuersbrunst, die an die Felsen leckt, wogt der rote Mohn auf und ab im Wind, eine Stimmung, die etwas Drängendes, Erotisches in sich birgt. Die Erde ist warm, einladend. Eingefangen in den unbeschreiblichen Zauber, sitze ich hier in der Stille, frei von dem zermarternden Lärm der Zivilisation, in meinem Kopf ein Gesumme von Gedanken und Einfällen, die sich jagen, überschlagen, surrend und zirpend zickzack fliegen wie die Insekten in den blühenden Maulbeer- und Lindenbäumen. Hinter mir steigt steil aufschießend die über hundert Meter hohe zerklüftete Felswand empor, oben von einem schmalen Saum von knorrigen, krüppeligen Kiefern und Steineichen gekrönt. Hineingeduckt in diese von beigen, grünen, schwarzen und braunen Farben getönten Felsen kauert die alte Auberge des Séguins, eine ehemalige Bergerie (Schaf- und Ziegengehöft) mit ihren kleinen, aus rohen Steinen gemauerten und an- und ineinander gereihten Häuschen mit roten Ziegeldächern. Die Steilwand, ein Klettereldorado, in der zäh und verbissen junge Himmelsstürmer hängen und mit einer ungeheuren Ausdauer und mit Mut sich den Weg nach oben ertrotzen, läßt mich mit Wucht den drängenden Wunsch von Ilse Gutjahr und Mathias Jung, beide so versessen wie diese Kletterer, spüren, bald den Beitrag für die Festschrift zu erhalten.

Diese beiden ahnen überhaupt nicht, wie ich mich, trotz Gedankengewimmel und umgeben von all der strotzenden Fülle, abquäle, um irgend etwas für Max Otto Bruker, dem ich mich so nahe und verwandt fühle, aufs Papier zu bringen. Um mich herum liegen schon unzählige zerknüllte Seiten. Sie sehen in der Konstellation aus wie ein Boule-Spiel. Die beiden behenden Katzen haben damit einen Mordsspaß. Der gute Bruker scheint, wie auch viele andere, mit dem Schreiben keine besondere Last zu haben. Dem Eugen Drewermann fließen beneidenswert die

Seiten nur so aus dem Mund. Wenn ich als Ketzer nur wüßte, an welche Heilige oder Heiligen ich mich wenden könnte? Ich würde keine Hemmungen haben und es sofort tun. Die bekannte Chicana-Schriftstellerin Sandra Cisneros hat die Hl. Jungfrau von Guadeloūpe angefleht, für sie Gebetskerzen entzündet und das Gelübde abgelegt, falls sie erhört werde, nach Mexiko zu pilgern. Und wie ist sie erhört worden! – Ich könnte mich hier in der Kathedrale des nahegelegnen Apt an Sainte Anne wenden. In ihrer Kapelle sind die Wände bis hoch ins Gewölbe mit Votivtafeln bedeckt.

Etwas Besonderes, etwas Ausgefallenes natürlich, etwas Ausgefeiltes und ganz Persönliches sollte es für Max Otto Bruker sein, für diesen unerschrockenen Kollegen, dieses »enfant terrible« mit seinen lustigen und listigen Augen. Ich kenn' ihn nur zu wenig, aber nach den verschiedenen Begegnungen, die ja nur wie Momentaufnahmen wirken konnten, würde – wie ich meine – der kleine Ausspruch zu ihm passen, den Nadal über Ignatius von Loyola verfaßte: »Qui in eius cubiculo laetissimi semper et risibundi«. (Die bei ihm im Zimmer sind, sind stets sehr frohgesinnt und vergnügt.) Vielleicht sollte ich ganz einfach zu ihm sagen: »Mein lieber Max Otto Bruker, ich freu' mich ganz unbandig (bayerische Version von unbändig, d. h. ungebändigt, wild und sehr ausgelassen), daß wir uns endlich begegnet sind. Du hattest ja nie locker gelassen und mich immer wieder zu Deinen Tagungen in Lahnstein mit Deiner Dir eigenen liebevollen Penetranz eingeladen.

Mir ist in der augenblicklichen Stimmung von Nähe und Wärme überhaupt nicht aufgefallen, daß ich so mir-nichts-dir-nichts in das durch unsere Lebensschule mir so vertraute »Du« hineingeschlittert bin. Du wirst es mir nachsehen; ich bin doch grad nur am Suchen, was ich Dir am besten schreiben könnte. Für mich liegt schon vom tiefen, dunklen Klang des »u« her, eingehüllt in die weiche Ummantelung des »D« sehr viel Vertrautes und Nahes, losgelöst von allem Gekünstelten und Gemachten, das uns Konvention und Berechnung heute aufzwingen und das sich wie eine abtötende Isolierschicht zwischen unsere Herzen legt. – Übrigens, das auf bayerische Art ausgesprochene »unbandig« verbindet sich klangmäßig und durch das innere Erleben und die »Ein-

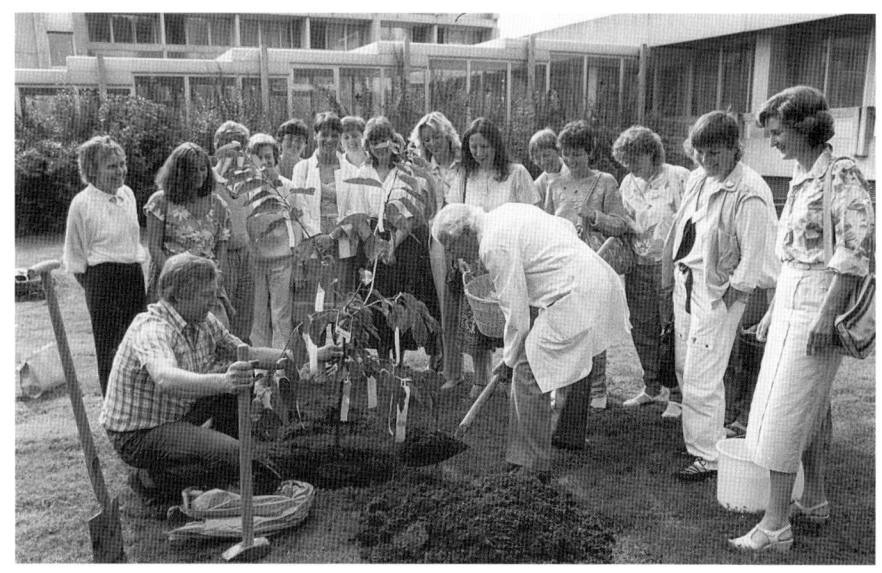

bilderung« – im Sinne einer Lautverschiebung – bei mir mit dem lateinischen Abundans. Mir gefällt die Bedeutung: »wo es sehr viel Wasser gibt, alles überfließt...«; das paßt so gut zu Deinem Leben und Deinem ganzen Lebenswerk. Beide zeugen von einem ungewöhnlichen Reichtum und einer – ein Lieblingsausdruck von mir – strotzenden Fülle, also von Orgastischem und Orgiastischem. Auf diese Art und Weise, ungestüm, seiner Sendung bewußt, sucht sich das Wasser seinen Weg in die Ebene, um das Leben und damit die Liebe zu bringen. So konntest Du Tausende – dem Wasser gleich – animieren (denn Du hattest ihre Seelen und ihren Durst erreicht), eine Alternative (aus einer anderen Wurzel geboren) zu ihrem bisherigen Leben zu ergreifen und die Angst, die alle lähmt, durchzustehen, nicht mehr zu fliehen, um sich schlußendlich das *Leben* zu *nehmen*, dieses *Leben (= die Liebe),* die uns allen von Anbeginn in unversiegbarer Hülle und Fülle zustand.

Wir haben uns Angst machen lassen und nie die »Courage« (courage zusammengezogen von coeur large = weites Herz) besessen, an das Lied zu glauben, das uns unaufhörlich die Milliarden Zellen unseres Körpers, die vollgepfercht mit *Liebe,* sind, unüberhörbar singen, im Chor mit allen Wesen auf dieser Welt und im Weltall. Dieses Lied ist der *Sinn,* und der *Sinn* ist die *Liebe,* und die *Liebe* kann mit allen Namen, die wir nur

wollen, belegt werden. Schöpfer, Vater, Mutter, Ich-bin-der-ich-bin ...
Die *Angst* (vom lat. Enge, Trockenheit und alles, was aus der extremen Enge entstehen kann) hat uns vom Wasser des Lebens abgeschnitten. Wir sind vertrocknet. Wir haben, was angelegt und noch lebendig in uns als Kinder war, nicht entfalten dürfen, um der Mensch zu werden, von dem es ein ganz bestimmtes *Bild* in jedem von uns gibt. Und dieses *Bild* läßt uns nicht in Ruhe. Es meldet sich ständig, beharrlich, oft quälend wie ein nicht mehr enden wollender Schmerz, ganz gleich, was wir auch an *Un-Sinnigstem* tun, um es wegzudrücken, zum Verschwinden zu bringen, es auszulöschen.

Unser ganzes *Leben* ist von dieser *Un-Sinnigkeit* derart geprägt, daß sie überhaupt nicht mehr auffällt, ja sogar für ganz normal gehalten wird, obwohl sie nur noch Tod und Vernichtung sät. Wir haben uns die Berechtigung zum *Leben* wegnehmen, stehlen lassen, diese Berechtigung, die wie eine Kunde aus fernstem Land noch in allen Kinderaugen auf dieser Welt zu finden ist. Und wir werden nicht aufhören wie der sagenhafte Herodes und täglich die Kinder hinmorden, denn wir können die Erinnerung und den damit verbundenen Schmerz nicht mehr ertragen. Wir werden sie alle, ausnahmslos alle, in einem infam ausgeklügelten und bewährten Prozeß in wohlpräparierte Erwachsene verwandeln. Wer sich dem Ganzen entziehen will, wird auf die verschiedenste Art und Weise hin-gerichtet. Gerade nach der spektakulärsten Hin-Richtung eines Kindes (man spricht von Gottes Sohn) vor 2000 Jahren, hat das Morden in rasanter und bestialischer Weise zugenommen, vielerorts unter dem Zeichen der vor 2000 Jahren verwendeten »Hinrichtungsmaschine«.

Das Bild von uns in uns ist eine unbeschreibliche Sehnsucht, läßt uns nicht los, sucht das Entsprechende in unserem Dialog mit dem Leben, möchte es begreifen, greifen, packen, sehen, riechen, schmecken mit all unseren Fasern. Wir erleben quälend schmerzhaft unsere Unzulänglichkeit und Unfähigkeit (Sünde?), auf den Anruf des Lebens eine *Antwort* zu geben, die uns mit ihm eine erfüllende, befriedigende und belohnende Beziehung eingehen läßt, eine Beziehung, eine Vermählung, die uns immer wieder, und wenn es nur für Bruchteile von Sekunden ist, dieses unfaßliche Erleben und Erfahren spüren läßt, das Ernesto Cardenal den »unendlichen Augenblick«* nennt, dieses Gefühl: Ich bin angekommen, endlich daheim, gewollt, erwünscht, erwartet, darf leben mit den Füßen fest und freudig auf der Erde und mit dem Haupt den Himmel berührend, vereint, ganz, heil werdend, vereint mit Gott. Auf unserem Weg nach Hause werden wir oft die abstrusesten und absurdesten Dinge tun**. Wenn es keine Verbrechen sind, dann haben sie inzwischen den Rang von Krankheiten eingenommen, die hinter bizarren Diagnosen und den dazu gehörenden therapeutischen Techniken verschwinden lassen, was sich in dem Menschen abspielt. So hat Henry de Montherlant in seinem Roman »Un Assassin est mon Maître« den Patienten sagen lassen: »Ich werde in Schrecken versetzt durch alles Schreckliche. Was schrecklich an der Krankheit ist, ist nicht das Übel, es ist der Arzt!«

Jacqueline C. Lair, Autorin des Buches »Von mir aus nennt es Wahnsinn«, brachte im April 1984 in Salt Lake City im Rahmen einer Tagung etwas zum Ausdruck, was nicht unbedingt neu ist, aber in der Art, wie es von einer Betroffenen bzw. Erfahrenen formuliert wurde, Psychotherapeuten und Ärzte (weniger Mediziner) zum Nachdenken anregen könnte. Sie konnte sich erinnern, daß sie bereits mit zwei Jahren ein Unbehagen, einen Schmerz spürte, für den sie keine Erklärung in ihrer Familie, Kirche, Erziehung, Schule, Beruf, bei Freunden und Bekannten fand. »Alles, wozu ich dann griff, wie Alkohol, Medikamente, die mir von den Ärzten reichlich verschrieben wurden, mein zwanghaftes Essen (Bulimie) und meine besessen-zwanghafte Beziehung zu meinem Mann Jess, die mich völlig unselbständig werden ließ, waren *nicht* mein *Problem*, sondern meine *Antwort* ans Leben. Mein *Problem* war, wie finde ich meinen Weg zurück zu meinem Ursprung, nach Hause, zu meinem liebenden Vater, zu Gott. Ich habe den Weg dorthin nicht in meiner Familie, nicht in der Kirche usf. gefunden, aber bei anderen Menschen,

---

* In »Das Buch von der Liebe, Lateinamerikanische Psalmen (Vida en el amor) 1971 u. 1979«
** John u. Elaine Cumming faßten den gesamten Zustand in dem Begriff »inadequacy syndrome« (Unzulänglichkeitssyndrom) zusammen, das Paul Agnew noch ergänzte durch »inadequate enculturation« (unzureichende Ausbildung für das Leben), ehem. Drogenabhängige nannten es einfach: »Wir waren zu dumm zu leben!«

die durch leidvolle Wege am 12-Schritte(Stufen)-Programm zusammenfanden und gemeinsam, miteinander neue Antworten täglich, nur für *heute* entdeckten. Es ist dies ganz schlicht der Weg zu sich selbst, aufzuwachen, endlich erwachsen und verantwortungsfähig zu werden.« In diesen Gruppen wird gemeinsam Leben leben gelernt. Endemisch verbreitet sich dort, was »ansteckende Gesundheit« genannt wird. Das sichere Symptom, daß die Ansteckung erfolgt ist, zeigt sich in »instant hope« (sofortige Hoffnung). Die Ausübung therapeutischer Tätigkeit (therapeuo = begleiten, dienen, nahesein, anbeten) erfolgt ohne staatliche Aufsicht und ohne die kranken Kassen. Der senegalesische Stamm der Wolof hat dafür eine Erfahrung: »Nit nit ay garabam« (Der Mensch ist des Menschen Arzenei).

Auf den Tagungen der GGB in Lahnstein habe ich auch das Phänomen der »ansteckenden Gesundheit« beobachten können. Übrigens wurde mir die Äußerung einer Teilnehmerin der letzten Herbsttagung 1991 zugetragen: »Der Bruker und der Lechler halten anscheinend viel voneinander, beziehen sich aufeinander, aber keiner von den beiden würde das tun wollen, was der andere vertritt.« Wie treffend hat diese Frau unsere liebevolle Beziehung umrissen. Es ist ein eindeutiger Ausdruck von Liebe, dem anderen, dem meine Zuneigung und Bewunderung gilt, die Freiheit zu geben, daß er seine Eigen-Art (Art kann auch mit Kunst zusammenhängen) uneingeschränkt, vielleicht durch die Beziehung angespornt, zur Entfaltung bringen kann. Nur durch diesen Akt der Liebe erhalte ich meine Freiheit. Und Du lieber Max Otto Bruker lebst diese Freiheit in einer beneidenswerten Weise. Kein Wunder, daß um Dich herum die Mißverständnisse nur so sprießen. Du verstehst es, durch alles, was Du in Bewegung bringst, eine »gesegnete Unruhe« zu verbreiten, etwas das Hans A. de Boer so gerne als Briefschluß zu verwenden pflegt.

Ein Glück, daß wir nicht das Gleiche tun, aber in der Gesinnung uns sehr ähnlich sind. Vinzens von Paul hat dies, was ich mit Gesinnung meine, so packend ausgedrückt: »Ce n'est qu'à cause de ton amour que les pauvres te pardonneront le pain que tu leurs donnes«. Nur deiner *Liebe* wegen vergeben dir die Armen das Stück Brot, das du ihnen gibst. Jetzt weiß ich immer noch nicht, was ich für Dich schreiben soll...

»Wir brauchen keine hochkomplizierten Theorien. Wir müssen entdecken, daß wir geliebt werden können allein aus der simplen Tatsache heraus, daß wir Menschen sind.«
Walther Lechler

Prof. Dr. Erwin Ringel

»... die höchste Arznei aber ist die Liebe...«

Die folgenden Kriterien machen die psychosomatische Grundhaltung des Arztes aus:

Am Beginn jeder ärztlichen Tätigkeit, also auch der psychosomatischen Vorgangsweise, muß die Selbstreflexion der eigenen Person stehen. Dabei sind ungezählte Fragen mit größtmöglicher Selbstkritik zu beantworten: Warum bin ich Arzt geworden? Warum verhalte ich mich gegenüber den Patienten so, wie ich es tue? Selbstreflexion bedeutet somit, wie man leicht erkennen kann, sich selbst in Frage zu stellen. Leider kommen nur wenige Menschen auf den Gedanken, daß sie nicht unbedingt so sein müßten, wie sie sind. Wir sind zwar immer in Abwehr, nicht Opfer der anderen zu werden, aber wir fragen uns nicht, ob wir uns von uns selber alles gefallen lassen müssen (Frankl).

Bei jeder Begegnung mit dem Patienten besteht die Gefahr, daß wir an ihm Emotionen entladen, die wir nicht in unsere Kontrolle gebracht haben. Leider hat die gängige ärztliche Ausbildung bis in die jüngste Vergangenheit keinen Beitrag dazu geleistet, um diese Selbstreflexion anzuregen und zu fördern. Jeder hat sie nötig, niemand aber so sehr, wie der Vertreter eines sogenannten helfenden Berufes, denn helfen wollen kann unbewußt und heimlich versteckt nichts anderes bedeuten als herrschen wollen und mit dieser Machtausübung sich selbst über eigene Schwierigkeiten hinwegzubringen. Wer aber seinen Beruf, welcher Art auch immer, letztlich in diesem Sinne ausübt, der wird sich bei dem Versuch, anderen zu helfen, selber im Wege stehen und damit in seiner diesbezüglichen Effizienz wesentlich reduziert sein. Man kann also mit Fug und Recht sagen, daß die psychosomatische Haltung des Arztes mit dem alten Satz beginnt: »Erkenne dich selbst.«

Hier ist schon der Übergang zu einer zweiten wesentlichen Forderung gegeben, nämlich der richtigen Einstellung zum Patienten. Was hier verlangt werden muß, ist echte Partnerschaft, die Respektierung des Patienten als gleichberechtigtes Du; überflüssig, noch einmal darauf hinzuweisen, daß eine solche Haltung ohne vorangegangene Selbsterkenntnis unmöglich ist. Stransky, den ich in vielem sehr bewundert habe, hat die Auffassung vertreten, daß ohne eine Autoritätssubordinationsrelation (ASR) eine wirksame Arzt-Patienten-Beziehung unmöglich sei. Noch heute stehen viele Ärzte auf dem Standpunkt, daß ohne eine solche »Autorität«, die sich in Befehlen, in sich umgeben mit einem Glorienschein, in distanzvoller Unnahbarkeit äußert, eine Wirkung auf den Patienten nicht zu erreichen sei: es sei ganz deutlich klargestellt, daß es sich dabei um eine *antipsychosomatische* Haltung handelt.

Kein Zweifel: Der Patient muß im Arzt eine Autorität erkennen, aber eine solche Autorität wird nicht durch angemaßte »Gottähnlichkeit« erreicht, sondern durch jene Kriterien, die echte Autorität von angemaßter unterscheiden. Echte Autorität beruht allemal auf der Entwicklung des Arztes zu einer wirklichen Persönlichkeit, die selber ihre Schwierigkeiten meistert und dadurch, sowie durch entsprechendes Wissen und entsprechendes Vorleben, dem Patienten zum Vorbild wird. Zu einer solchen neuen echten psychosomatischen Arzt-Patienten-Beziehung gehört auch das echte Gespräch, die Anerkennung, daß der Patient nicht als Objekt, sondern als Subjekt zu werten ist, der in diesem Sinne auch ein Recht hat, in allen seinen Anliegen ernst genommen zu werden. Hierzu zählt insbesondere die Information des Patienten durch den Arzt und die stete Bereitschaft, aus der Medizin keine Geheimwissenschaft zu machen. Daß es hier noch viel zu ändern gibt, zeigt sich nicht zuletzt etwa auch daran, daß bis zum heutigen Tage die Feststellung, jemand habe ein populärwissenschaftliches Buch geschrieben, in vielen Ärztekreisen einen abwertenden Beigeschmack hat.

Der nächste Punkt hat auf den ersten Blick einen weltanschaulichen Aspekt, gemeint ist nämlich, daß Psychosomatik Ganzheitsmedizin bedeutet. Thomas Bernhard hat in einem seiner Stücke gesagt: In der Medizin sei nur von Organen die Rede, der Mensch komme in ihr nicht

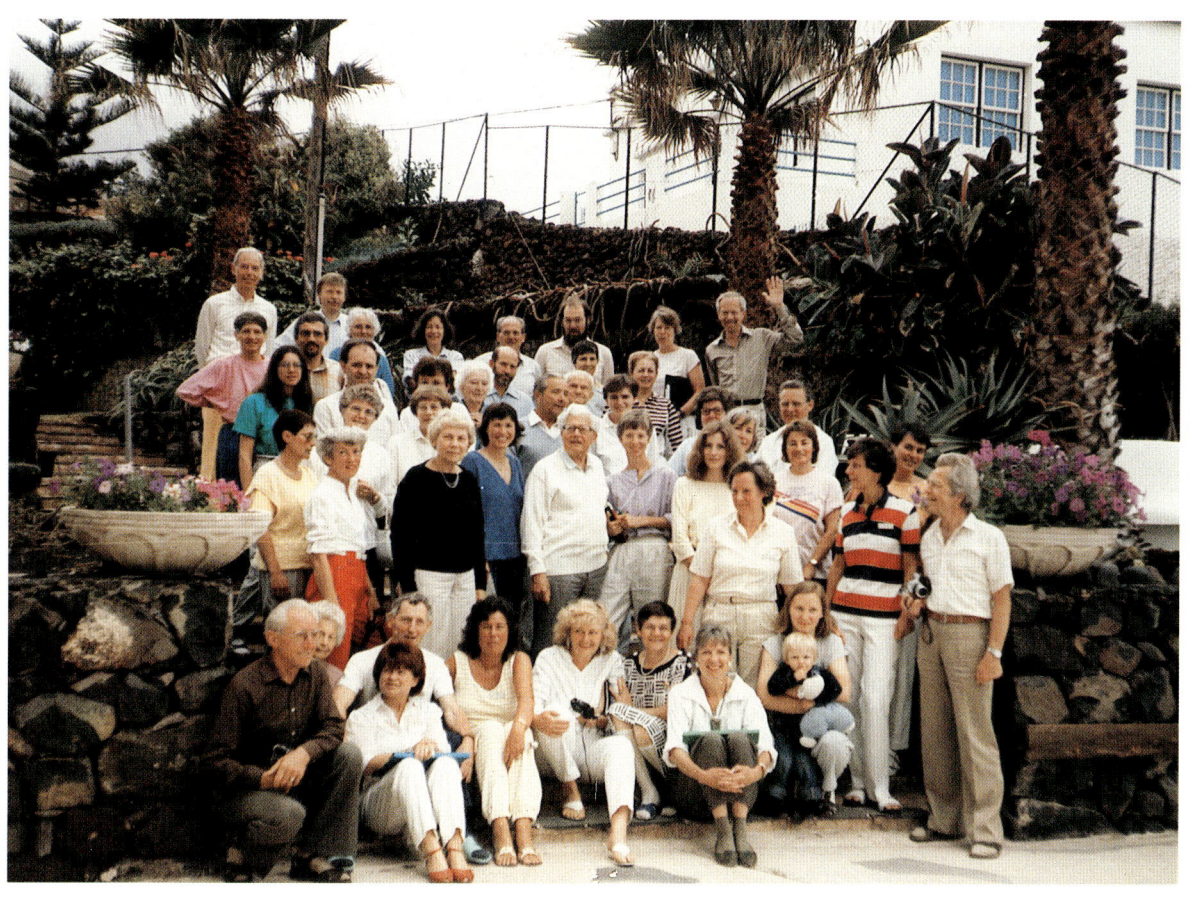

Ausbildung von Gesundheitsberaterinnen und -beratern auf Teneriffa, Sommer 1986
Die Tradition wird fortgesetzt

vor. Nun, die Psychosomatik ist jene Richtung, die versucht, den Menschen wieder in die Medizin zurückzuführen, die Erkenntnis durchzusetzen, daß er mehr als die Summe seiner Organe ist. In diesem Sinne stellt jeder Patient den Arzt vor psychosomatische Aufgaben. Der von mir sehr verehrte, leider längst emeritierte Thure von Uexküll, Entwickler eines grandiosen psychosomatischen Konzeptes in Ulm, das man leider nach seiner Emeritierung typischerweise wesentlich reduziert hat, erzählt gerne eine diesbezüglich aufschlußreiche Anekdote: Einmal sagte er zu einem seiner Schüler, er möge ihm für die Vorlesung einen schönen psychosomatischen Fall aussuchen. Er erhielt folgende Antwort: »Herr Professor, da brauche ich nicht auszusuchen, jeder Fall ist psychosomatisch und jeder Fall ist diesbezüglich interessant und lehrreich.«

Genau diesen Standpunkt möchte ich vertreten. Wer körperlich krank ist, ist auch psychisch irritiert, verändert, gereizt, depressiv, verstört, verärgert, beunruhigt usw. Somit kann man sagen: Der Arzt, der nicht bereit ist, die seelischen Reaktionen des Patienten zu bemerken und auf sie einzugehen, ist kein Arzt. Man darf wohl heute als erwiesen annehmen, daß der Verlauf jeder Erkrankung ganz wesentlich nicht nur von der Art der Krankheit abhängig ist, sondern auch von den Reaktionen des Patienten auf diese Erkrankung. Wer also hilft, diese Reaktion positiv zu gestalten (reagieren, agieren, aber nicht resignieren), hilft dem Patienten, mit seiner Krankheit eher fertig zu werden.

Die psychosomatische Grundhaltung versucht, ein Gegengewicht gegen die Technisierung der Medizin zu entwickeln. Wir haben die größte Ehrfurcht vor allen technischen Fortschritten, und wir wissen genau, was wir ihnen verdanken, nämlich die Rettung von Menschen, die früher verloren waren. Darf ich hier ein Beispiel nennen aus meinem anderen Spezialgebiet, der Selbstmordverhütung: Auf den Intensivstationen gelingt es heute, Menschen nach Selbstmordversuchen zu retten, die mit einer vielfachen tödlichen Dosis durchgeführt werden. Aber nach dieser somatischen Rettung muß jemand da sein, der sich psychisch um den geretteten Patienten kümmert, und dies gilt wohl als Beispiel für alle Patienten einer Intensivstation, und zwar sogar dahingehend, daß die psychischen Bemühungen schon während des Aufenthaltes auf der Intensivstation einsetzen müssen. Das Mißverhältnis technische Extremversorgung – psychische Minimalzuwendung muß beseitigt werden.

Eine psychosomatische Grundhaltung kann daher nicht eingenommen werden, ohne daß man zum ärztlichen Gespräch bereit ist und dieses zur Erstellung einer biographischen Anamnese benützt. Es gilt nicht nur, die Beschwerden des Patienten automatisch, computerhaft zur Kenntnis zu nehmen, sondern es gilt auch zu verstehen, auf welchem Hintergrund sich diese Beschwerden entwickelt haben. Hier kann man nur sagen: wer Ohren hat zu hören, der höre. Wenn man für die Erhebung der biographischen Anamnese und damit für die Aufschlüsselung des psychischen Hintergrundes plädiert, hört man oft folgende Entgegnung: Das möchte ich ja gerne tun, aber ich habe keine Zeit dafür. Meine Antwort muß, wenn es auch hart klingt, lauten: Wer keine Zeit hat, der schließe seine Ordination, denn ordinieren, ohne Zeit zu haben, bedeutet Vorspiegelung falscher Tatsachen. Jeder Arzt hat es schon erlebt, daß er durch Wartende (Überfüllung) unter zeitlichen Druck gesetzt wird, diesem darf er aber nur so weit nachgeben, als dadurch die Erhebung der biographischen Anamnese nicht gefährdet wird. Im übrigen hat unter anderen Balint gezeigt, wie man in relativ kurzer Zeit durch gezielte Fragestellung den psychischen Hintergrund eines Patienten, sowohl was seine aktuelle Situation, als auch was seine Kindheit betrifft, erhellen kann. Je länger ich lebe, desto mehr finde ich ein Kretschmer'sches Wort leicht variiert bestätigt: »Die Geschichte jeder Krankheit ist die Geschichte des menschlichen Herzens«.

Alle die beschriebenen, die für die psychosomatische Grundhaltung des Arztes als unbedingt notwendig bezeichneten Eigenschaften, finden sich nun bei meinem Freund, Dr. Bruker, in der besten Weise realisiert, so daß ich fast sagen möchte: Er ist die Verkörperung der »psychosomatischen Grundhaltung« des Arztes, er ist die »Seele von einem Menschen«. Jeder Patient, der ihn kennenlernt, weiß dies sehr bald und gibt sich gern in seine Hände. Ich möchte noch etwas hinzufügen: Balint hat gewarnt vor der sogenannten »apostolischen Funktion« des Arztes; die bedeutet nämlich, daß es Ärzte gibt, die glauben zu wissen, daß nur

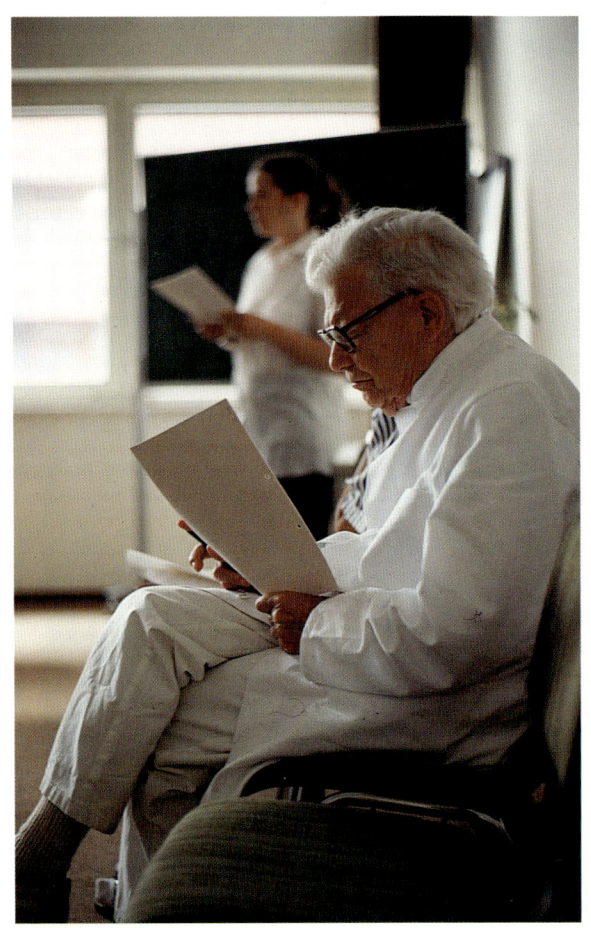

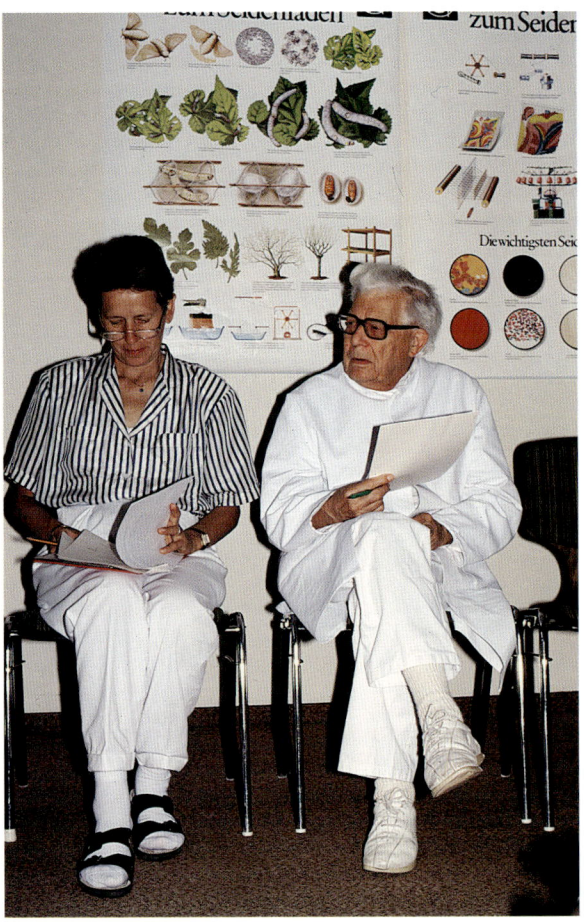

Forschen und Lehren

ein bestimmtes Medikament oder eine bestimmte Diät oder eine bestimmte Vorgangsweise den Patienten zu helfen vermag, und die auf diese Weise eine im Grunde unerlaubte Tyrannis auf den Patienten ausüben, welche diesem letztlich nicht gut tun kann. Obwohl Dr. Bruker in seiner wissenschaftlichen Auffassung auf eine bestimmte Linie festgelegt ist, hat er doch niemals eine solche »apostolische Tyrannis« auszuüben versucht. Dies ist vielleicht die größte Anerkennung, die man ihm fachlich und menschlich zollen kann.

*

Ich glaube, daß die Krankheiten Schlüssel sind, die uns gewisse Tore öffnen können.
Ich glaube, es gibt gewisse Tore, die einzig die Krankheit öffnen kann. Es gibt jedenfalls einen Gesundheitszustand, der es uns nicht erlaubt, alles zu verstehen.
Vielleicht verschließt uns die Krankheit einige Wahrheiten; ebenso aber verschließt uns die Gesundheit andere oder führt uns davon weg, so daß wir uns nicht mehr darum kümmern.
Ich habe unter denen, die sich einer unerschütterlichen Gesundheit erfreuen, noch keinen getroffen, der nicht nach irgendeiner Seite hin ein bißchen beschränkt gewesen wäre, wie solche, die nie gereist sind.
André Gide: Tagebuch 1889–1939

Dr. Jirina Prekop

Hilf mir aus meinem Panzer oder Die Wiedergeburt aus der Krise

Die folgende Passage aus ihrem Bestseller »Hättest du mich festgehalten« stellte die bekannte Festhalte-Therapeutin Jirina Prekop als Geburtstagsgeschenk für Max Otto Bruker zur Verfügung.

Die schwierigsten Situationen waren auch bei Jesus diejenigen, in denen er sich von allen verlassen fühlte, in denen er anstatt von Menschen in Liebe gehalten zu werden, von einem leblosen Gegenstand – dem Kreuz – gehalten wurde.

So frage ich, ob vielleicht die unausweichbaren Krisen deshalb leichter durchzustehen sind, weil man Begleiter findet, als die scheinbar kleinen Krisen, in denen sich der Mensch vom Menschen verlassen fühlt? Das Ausmaß des Leidens ist immer relativ und hängt nicht zuletzt auch von der Verarbeitungsfähigkeit des einzelnen ab. Das Leiden wird von dem Zeitpunkt an unerträglich, von dem an man es nicht mehr ertragen kann. So einfach ist die Logik.

Die Tragödie des Nicht-Liebens besteht darin, daß wir es bei unserem Nächsten nicht spüren, wenn er es nicht mitteilen kann. Besonders Kinder sind Opfer dieser Tragödie. Eine Nacht in einem fremden Krankenhauszimmer ausgeliefert zu sein und aussichtslos bis zur Erschöpfung zu schreien, bedeutet für ein Kleinkind die gleiche Katastrophe, wie für einen Autofahrer, dem nach dem Unfall mitgeteilt wird, er sei querschnittsgelähmt. Für einen Schüler, der sich unter Leistungsdruck setzt, um sich von den Eltern geliebt zu fühlen, bedeutet die Fünf eine ebenso große Krise, wie für einen Erwachsenen die Arbeitslosigkeit. Erwachsene neigen dazu, die Ängste der Kinder zu unterschätzen, indem sie sich nur in ihre eigene und nicht in die Perspektive der Kinder hineinfühlen und verharmlosen diese gerne: »Die Sorge möchte ich haben«. Sie tadeln das nervöse Kind wegen seiner mangelhaften Frustrationstoleranz und stiften dadurch noch größere Versagensängste. Das Kind fühlt sich unverstanden und von allen verlassen.

In jedem von uns ist immer noch das Kind von damals. Die unverarbeiteten Ängste von damals lassen das Kind in uns noch lange, oftmals das ganze Leben lang, nach Geborgenheit schreien. Aber die Signale, die wir bewußt aussenden, kommen kaum an. »Solange ich noch hoffte, Menschen zu finden, die meine Depression verstehen – die mich immer wieder zum Weintrinken treibt –, suchte ich solche Menschen. Aber ich fand sie weder im Beruf, noch in der Freizeit, noch in den Kneipen. Bei niemandem kann ich mich ausweinen. Statt dessen sagen die Kumpel, daß ich unausstehlich wäre, schon wieder heule, lieber in eine psychotherapeutische Klinik gehen solle, nur weg mit mir. Dort fühlte ich mich etwas wohler. Als ich zurückkam, war es noch schlimmer. Mir sei nicht zu helfen und ich saufe gerne, meinten die anderen. Wo ist der Platz für meine Tränen, wenn jeder nur seiner Unterhaltung nachläuft und nicht gestört werden möchte? Alleine zu Hause wage ich schon gleich gar nicht zu heulen, weil ich fürchterliche Angst habe, nicht mehr aufhören zu können und verrückt zu werden. Dann greife ich lieber gleich zur Flasche«, hörte ich von einer Alkoholikerin.

Die Krise wird im Keim erstickt und zugleich der Funke Hoffnung, einen Krisenbegleiter zu finden. Die Krise müßte sich wahrscheinlich noch mehr zuspitzen, in Alkoholabhängigkeit oder gescheiterten Entziehungskuren, um vielleicht dann das Glück zu haben, sich in einer Gruppe von Anonymen Alkoholikern verstanden und angenommen zu fühlen. Normalerweise werden die verschlüsselten Hilferufe wie Freßsucht, Spielsucht, Drogensucht, Arbeitssucht, Computersucht, perfektionistische Zwänge – und wie die vielen Süchte und Zwänge auch heißen mögen – nicht verstanden. Im Gegenteil: anstatt die bedingungslose Liebe seines Begleiters zu erfahren, nach der er durstet, werden dem Leidenden Bedingungen gestellt: »So kann ich mit dir nicht leben. So mag ich dich nicht. Ich könnte vielleicht noch einmal lernen, dich zu

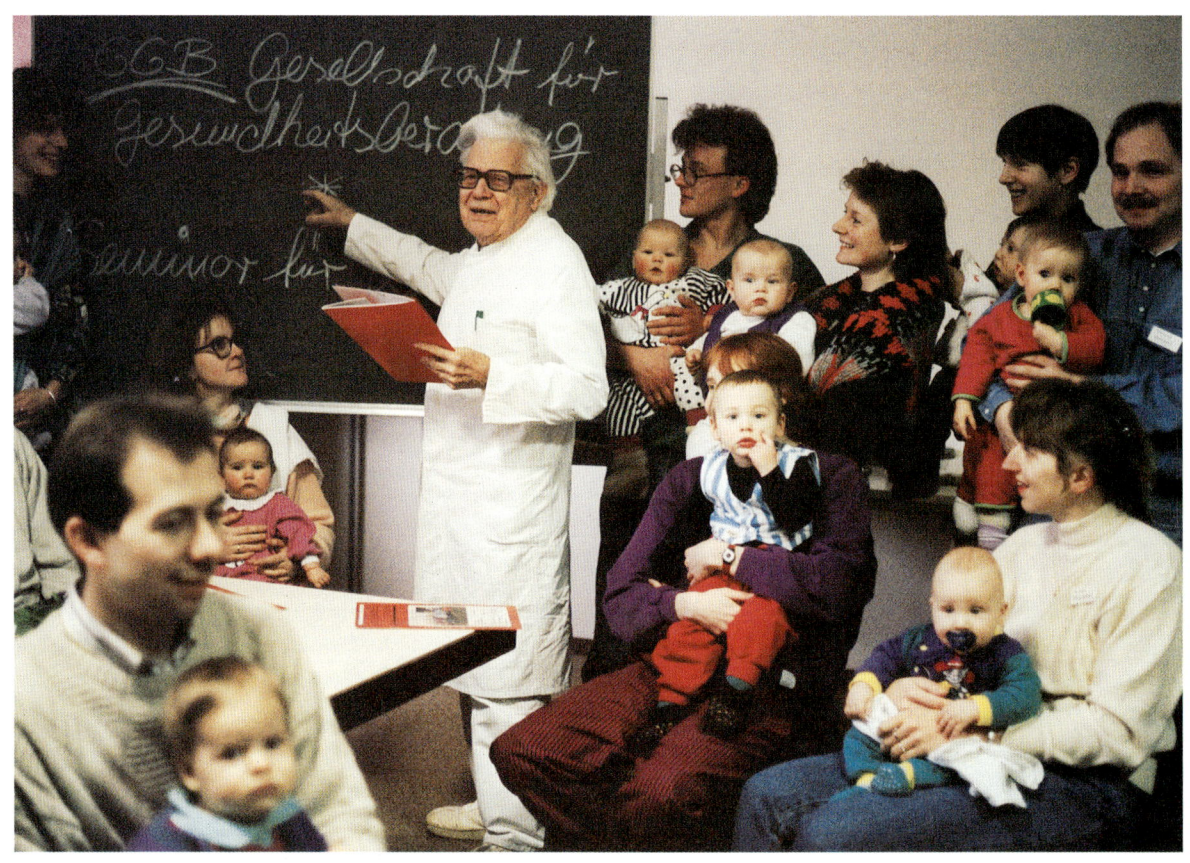

»Kindergeschrei ist Musik in meinen Ohren«:
Dr. Bruker im Eltern-und-Kind-Seminar

lieben, wenn du anders wärest, wenn du endlich mit deinem Zeug aufhören würdest, wenn du wieder eine ordentliche Arbeit hättest...« Die Bedingungen verschärfen sich. Aus Angst vor dieser unzuverlässigen und verratenden Nähe kapselt sich der Mensch total ab. Seine Sicherheit findet er nun im Gegenstand seiner Sucht. Die Zigarette fühlt sich auf den Lippen immer gleich an. Der Schnaps schmeckt wie erwartet. Der Computer funktioniert, wie das Programm es verspricht. Für die unbezahlten Überstunden wird man, wie erwartet, gelobt. Man bewegt sich im Kreise herum, ohne sich selbst lieben zu können.

Aber es geht nicht nur um die typischen Neurotiker und Süchtigen. Ich denke an so viele, die erst im späteren Alter ihre Distanz zu den Menschen entwickelt haben, weil sie in einem kritischen Lebensabschnitt den eigenen Halt verloren haben und den notwendigen Halt bei ihren Nächsten nicht bekommen haben. Frauen, die in jungen Jahren heimlich abgetrieben haben, unfruchtbar geblieben sind und sich mit Schuldgefühlen und der Sehnsucht nach einem Kind herumplagen oder sich vor einer Ehe fürchten. Flüchtlinge, die ihre alte Heimat aufgegeben und die neue nicht gefunden haben, weil ihnen niemand bei ihrer schweren Integration beistand. Das Erfahren des Nicht-Willkommenseins verletzt die Selbstliebe. Diese Kränkung wird auf die Ehefrau und die Kinder übertragen, und der innere Zusammenhalt zerbricht. Letztendlich vegetiert jeder in seinem kleinen Ghetto innerhalb des großen Ghettos vor sich hin, die Ansprache kommt lediglich vom Fernsehen oder Video. Ferner denke ich an Männer und Frauen, die im mittleren Alter Angst vor dem Älterwerden haben und krampfhaft versuchen, ihre jugendliche Freiheit nachzuholen. Sie verlassen die Ehepartner und scheitern jämmerlich auf ihrem Weg in die Freiheit. Weder die Geliebte noch der Ehepartner lieben sie. Ich denke an die alten Menschen, bei denen die Krise erst beim Wechsel ins Altersheim eintrat. Sie plagen sich mit Zweifeln, ob die Kinder, deren Besuche immer seltener werden und die sie nur noch konventionell umarmen, sie überhaupt noch lieben?

Diese verwundeten Menschen sind hilflos und befinden sich in einer Sackgasse. Die Verängstigung, Enttäuschung und Beleidigung hindern sie, den Nächsten um den Halt zu bitten. Sie befürchten eine noch größere Verwundung durch eine Abweisung. *In dieser kritischen Zeit sind sie nicht in der Lage zu geben; aber ohne geben können sie auch nicht nehmen. Sie können sich auch nicht alleine ausweinen, denn das würde bedeuten, daß sie ihre Selbstbeherrschung aufgeben müßten.* Sie müßten ihren starken Panzer, mit dem sie sich vor Menschen und vor sich selbst schützen, ablegen und nackt vor sich selbst dastehen. Einige wenige Tränen trauen wir uns in einer solchen Verzweiflung schon zu, auch ein stilles Weinen. Aber wenn die Seele den Haß und den Schreck loslassen möchte, dann dämpfen wir den Schrei, noch bevor er vom Bauch in die Kehle gelangt. Wir schnüren die Kehle zu, denn wohl *niemand von uns traut sich, seine Verzweiflung im Alleingang auszuschreien.* Allein schon die Vorstellung grenzt an Wahnsinn. Ich verliere mich in der unendlich tiefen Schlucht, in die ich stürze. Verlassener und ausgelieferter kann ich gar nicht sein. Normalerweise gestatten wir uns nur dann das Schreien, wenn wir uns durch eine Menschenmasse oder durch Regeln geschützt fühlen. Deshalb geht so mancher von uns gerne auf den Fußballplatz oder zu einer Beerdigung.

Als mein Mann starb, machte ich eine seltsame Erfahrung. Es kamen sehr viele Menschen auf mich zu, um mich in den Arm zu nehmen. Meine Freunde, die vom Festhalten etwas verstehen, Freunde meines Mannes, denen als verbündete Freiheitskämpfer diese festhaltende Lebensform vertraut war, haben mich dichter und länger umarmt, als es der Konvention nach üblich ist. Sie haben mich weinen lassen und mit mir geweint. Wir lösten unsere Umarmung nicht, solange noch einer schluchzte. Dadurch aufgemuntert, haben manche Nachbarn und entferntere Bekannte ihr »Korsett« abgelegt. Anstelle mit Händedruck das übliche Klischee »mein herzliches Beileid« kundzutun, haben auch sie mich lange und wortlos festgehalten. Einige weinten mit, obwohl sie weder zu mir noch zu meinem Mann ein herzliches Verhältnis hatten. Und es war hier nicht nur Mitgefühl am Werk. Sie nutzten die Chance, in dieser liebevollen Umarmung ihren Schmerz endlich abladen zu können. Ich habe diese Menschen viel mehr festhalten müssen, als sie mich festhalten wollten. Es war auf jeden Fall eine unvergeßliche Gegenseitigkeit und Gegensätzlichkeit: Freude am offenen Grab. Nie in meinem Leben erlebte ich an einem Tag so viel Liebe. Bis heute begegnen wir uns als gute Freunde, wo wir doch früher nur flüchtige Bekannte waren.

Die Lösung ist so einfach! Hier muß ich mich jedoch korrigieren und »wäre« schreiben. Wenn der Ist-Zustand bereits existierte, würde sich dieses Buch erübrigen.

Die Lösung heißt nämlich: Mein liebes Kind, meine liebe Frau, mein lieber Mann, Bruder oder Schwester: Deine Angst, deine Verzweiflung, dein Haß, deine Abscheu vor dir selbst, deine Trauer sind nichts Schlechtes. Du bist berechtigt, dies alles auszuleben und auszuschreien, auch gegen mich, wenn du es so fühlst. *Ich werde dich festhalten, damit du dich traust,* in deine Spirale einzusteigen, und ich gehe mit dir, bis du durch alle Windungen hindurch bist, bis sich

deine Anspannung in Entspannung,
deine Angst in Geborgenheit,
dein Haß in Liebe,
deine Trauer in Freude

verwandelt hat. Erst, wenn du dieses Gleichgewicht erreicht hast, bist du frei – und solange halte ich durch. Du bist mir so wichtig, weil ich dich so lieb habe.

Dr. Franz Alt

Wer lieben will, erkenne sich selbst

Dr. Franz Alt, einem größeren Publikum als Leiter und Moderator des Fernsehmagazins »Report« bekannt, hat sich in seinen letzten Büchern »Liebe ist möglich« und »Jesus – der erste neue Mann« sehr eingehend zur Beziehung, zur Partnerschaft und zur Liebe zwischen Frau und Mann geäußert. Besonders in seinem Jesus-Buch bekannte er sich selbst zu einer wertvollen Selbstentwicklung, was die Beziehung zwischen Frauen und Männern, was den Umgang mit der Liebe zwischen Frau und Mann anbelangt. Ausdrücklich erklärt Alt in seinem Buch, daß er neue Schritte auf diesem Gebiet seiner Frau und einer Psychoanalyse nach dem Ansatz von Carl Gustav Jung verdanke. Zugleich verbindet Alt neue Einsichten in die künftige Partnerschaft von Frau und Mann mit einer neuen Sicht Jesu und dessen Gottesbild, woraus sich kritische Anmerkungen zur Kirche auf dem Gebiet der Sexualität und der Partnerschaft von Frau und Mann ergeben. Der ZEIT & GEIST-Herausgeber Norbert Copray führte mit dem couragierten Publizisten, der sich auch dem seelenärztlichen Wirken Max Otto Brukers verbunden fühlt, das folgende, uns freundlicherweise zum Abdruck überlassene Gespräch.

Herr Alt, »Wenn Mann und Frau sich lieben« haben Sie einen Abschnitt in Ihrem Buch »Jesus – der erste neue Mann« überschrieben. Sie formulieren dann dort weiter: Wenn Frau und Mann sich lieben, fällt es auch dem Vorstandsmitglied einer Bank leichter zu entdecken, daß es Dringlichers gibt als Geld, fällt es einem General leichter zu entdecken, daß atomare Abschreckung ethisch nicht zu verantworten ist, dann fällt es einer Frau leichter zu entdecken, daß das Nein das wichtigste Wort in der Liebe sein kann, dann fällt es einem 50jährigen leichter, über das Jesus-Wort »Du kannst nicht zwei Herren dienen, Gott und dem Mam-

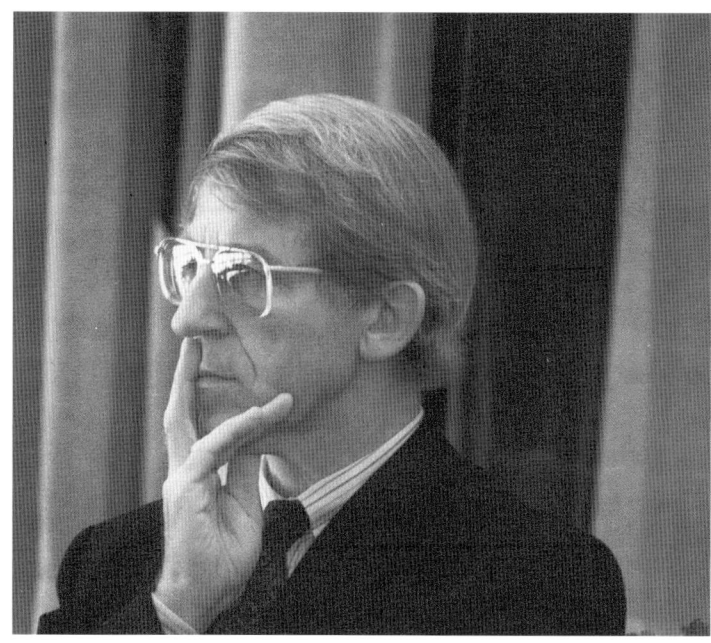

Franz Alt

mon« nachzudenken. *Wieso hat die Liebe zwischen Frau und Mann für Sie eine so zentrale Bedeutung in der gegenwärtigen Situation?*

Alt: Ich bin sicher, daß wir uns nach nichts so sehr sehnen, bewußt oder unbewußt, wie nach Liebe. Es ist nun einmal unser heimlichster, oft auch gar nicht heimlicher Wunsch. Mit den Beispielen, die Sie gebracht haben, wollte ich klarmachen, daß die äußeren Dinge, die wir oft mit Liebe verbinden, wie Besitz, Karriere, Geld und Sex, sicherlich nicht das Zentrale einer Liebe sind, sondern daß das Zentrale einer Liebe ein psychischer Wert ist. Also der Wert von Liebe wird sich primär an ihrer seelischen Tiefe messen lassen.

Sie messen der Liebe zwischen Frau und Mann eine zentrale Bedeutung sogar für die Veränderung der Gesellschaft zu!

Alt: Ja, da bin ich ganz sicher. Für mich ist immer klarer geworden in den letzten Jahren, daß das, was wir im Privatleben »Liebe« nennen, in der Politik das Wort »Frieden« ist oder »Versöhnung«, »Aussöhnung« oder »Entspannung«. Das sind alles zentrale politische Begriffe, die für das Überleben der Menschheit von größter Bedeutung sind. Ich sehe da einen Zusammenhang und ich bin sicher, daß wir eine andere Art von

Politik nur durch eine vertiefte Liebesbeziehung zwischen Menschen bekommen werden. Also die Mystiker würden vielleicht sagen »Innen wie Außen«, wobei dann »Innen« das Verhältnis von Liebe zwischen Mann und Frau wäre oder auch das Verhältnis von Liebe zwischen Eltern und Kindern und überhaupt unser zwischenmenschliches Verhältnis, und das »Außen« wäre dann die Politik, das Sichtbare, das, was sichtbar an Störungen oder Nichtstörungen zwischen Völkern und Gesellschaften abläuft. Ich bin sicher, daß es da tiefe innere Zusammenhänge gibt. Das kann man lernen in der Schule von *Gandhi*, das kann man aber auch lernen in der Schule von *Jesus*. Nicht zufällig steht im großen Text des Vermächtnisses von Liebe bei Jesus, nämlich in der Bergpredigt, das zentrale politische Wort »Feindesliebe«. Also für mich sind diese Zusammenhänge für mein eigenes politisches Denken, aber auch für meine persönliche Entwicklung, wesentlich geworden in den letzten Jahren. Ich denke, es ist ein Teil unseres politischen Elends, auch ein Teil des Elends des Christentums, daß wir dies zu sehr voneinander abgespalten haben. Ich glaube, das ist wirklich eine Neurose. Wahrscheinlich ist die Abspaltung, die totale Trennung zwischen Politischem und Privatem, die verhängnisvollste Spaltung des Christentums. Verhängnisvoller als die Trennung in Konfessionen.

Nun ist ja diese Trennung heute vielfach vollzogen in der Art, daß viele Menschen gerade nach einer Liebesbeziehung suchen, um sich von der Gesellschaft zurückzuziehen oder sich vor ihr zu schützen, um in diesen Beziehungen aufzutanken, gewissermaßen im grauen, im harten, kräftezehrenden Alltag bestehen zu können.

Alt: Das scheint mir eine Flucht zu sein, eine Flucht vor der Verantwortung. Wir sind nicht nur ein individuelles, wir sind immer auch ein soziales Wesen. Und es kennzeichnet unsere Zeit geradezu, daß wir von einem Extrem in das andere flüchten, daß wir sozusagen von einer Phase von Veräußerlichung, auch im Bereich der Liebe, flüchten in einen Bereich reiner Innerlichkeit. Das ist gerade in Deutschland nicht neu, das gab es sicherlich auch in den großen Bewegungen der Romantik, die wahrscheinlich dadurch gekennzeichnet ist, daß man floh von Außen nach Innen und dachte, dort ist allein Erlösung und Rettung. Ich glaube, in allen Wendezeiten kann man das beobachten, und wir leben historisch in einer Wendezeit. Das kann man gut verstehen nach einer Phase vierzigjährigen wirtschaftlichen Aufbaus, in einer Phase äußeren Aufschwungs gerade in der Bundesrepublik Deutschland oder in allen Industriestaaten, wo großer Wert gelegt wurde auf äußeres Wachstum. Da erkennen wir jetzt Grenzen, ja müssen die Grenzen des Wachstums erkennen, wenn wir überleben wollen. Da rennen wir jetzt von einer Einseitigkeit in die andere, von der reinen Äußerlichkeit in die reine Innerlichkeit. Beides sind Einseitigkeiten und führen kaum zu einer wirklichen Wende oder gar zu einer Erlösung.

Was müßte das für eine Liebe zwischen Frauen und Männern sein, die einerseits diesen Widerspruch zwischen »Innen« und »Außen«, »privat« und »gesellschaftlich« aufhebt und andererseits sogar gesellschaftsverändernd wirkt? Es müßte ja doch eine besondere Qualität von Liebe sein, vermutlich nicht das, was gemeinhin als Liebe begriffen und vorgestellt wird.

Alt: Keine Liebe, die man unter Haben-Kategorien fassen könnte, also ich *habe* nun eine Ehe oder einen Partner oder eine Partnerin, und damit hat es sich. Sondern eine Liebe, die offen ist für neue Erkenntnisse, für Bewußtseinswandel, die lernbereit ist, bei der das Spüren und Fühlen wichtiger als das Besitzen und Haben ist. Wahrscheinlich sind es mehr weibliche Eigenschaften als beherrschend männliche Eigenschaften, die diese Transformation von Liebe, beginnend bei Mann und Frau, dann aber auch bis hinein in die Politik bewirken können.

Ich denke, daß da in den letzten Jahren doch bei vielen Menschen eine Ahnung von einer vertieften Liebe durchgebrochen ist, die deutlich macht, daß Liebe ein lebenslanger Lernprozeß ist, daß man Liebe nicht haben kann, daß man Liebe immer wieder neu lernen muß, daß zur Liebe die Krise gehört, daß Lernen in Krisen dazugehört und daß zur Liebe vor allen Dingen Wachstum gehört, und ganz wesentlich, daß Liebe Liebesarbeit ist. Ich denke, daß die sentimentale Vorstellung von Liebe trügerisch ist, die wahrscheinlich uns Männern noch näher liegt als Frauen: Wir haben uns verliebt, und jetzt muß es doch laufen, automatisch sozusagen. Nachher kommt das große Erwachen. Denn viele Menschen begreifen, daß das nicht trägt, daß das eine wirkliche Partnerschaft, daß das eine psychische Entwicklung nicht vorwärtsbringt und daß diese Vorstellung von Liebe, also diese Liebe ohne Liebesarbeit, trügerisch ist. Viele Partnerschaften in den letzten Jahren, das ist mein Eindruck, viele Menschen meinen es heute ehrlicher mit der Liebe, gehen wahrhaftiger mit der Liebe um bis dahin, daß sie sich dann scheiden lassen, wenn es nicht geht. Das ist aber wahrhaftiger als um jeden Preis zusammenbleiben zu wollen, weil man oder frau zusammenbleibt.

Die Tatsache, daß viele Beziehungen, Partnerschaften scheitern, bedeutet ja nicht unbedingt nur negativ, die Menschen wären nicht fähig zur Partnerschaft, sondern bedeutet auch, daß die Menschen mit hohen Ansprüchen in die Partnerschaften hineingehen, die sich oft nicht erfüllen lassen. Die Partner sind offenbar realistisch und wahrhaftig genug, dann diese Partnerschaft zu beenden. Allerdings ist zu sehen, daß damit sehr leicht eine Kollision mit dem verbunden ist, was kirchliche Gemeinschaften als christliche Moral vorstellen.

Alt: Ja, aber das hat mit dem, was Jesus unter »Ehe« verstanden hat oder Jesus unter Ethik und Moral verstanden hat, sicherlich nichts zu tun. Also die Vergesetzlichung dessen, was Jesus unter Liebe oder auch unter Ehe und Partnerschaft verstanden hat, ist wirklich etwas ganz anderes als Gebote und Verbote aufzustellen und die Reduktion auf Gesetze, was dann die Kirchen gemacht haben. Also jesuanische Ethik bedeutet sicherlich ein tiefes Empfinden und nicht eine Orientierung an Gesetzen. Die Kirche hat das sicherlich sehr reduziert und, wenn ich die Bergpredigt richtig verstehe, genau das gemacht, was Jesus nicht meinte. Wenn ich an das berühmte Ehewort von Jesus denke: »Ihr wißt«, heißt es bei Matthäus, »daß es da heißt: zerstöre keine Ehe. Ich aber sage euch, wer die Frau eines anderen auch nur ansieht und sie haben will, hat in Gedanken schon ihre Ehe zerstört.«

Ein sehr provokatives Wort!

Alt: Das ist eine sehr große Provokation und viele, auch viele Theologen habe ich darüber recht herzlich lachen hören, über so viel Naivität. Das ist aber ein anderer Ansatz, das ist nicht der Ansatz von »Ihr seid verheiratet, Ihr müßt zusammenbleiben, und da steht doch und es ist geschrieben...«. Jesus geht viel tiefer. Bei Jesus beginnt doch Ehebruch nicht beim äußeren Tun. Bei Jesus ist Ehebruch sicherlich etwas, was weit vor dem Faktum des »Ehebruchs« beginnt. Die meisten Ehen, würde Jesus heute wahrscheinlich analysieren, brechen auseinander, weil Besitzdenken und Gleichgültigkeit und vor allen Dingen sentimentale Vorstellungen über die Liebe herrschen. Jesus meint mit diesem erschreckenden und schrecklich ehrlichen Wort, daß die Ehe vor allen Dingen eine innerpsychische und eine zwischenpsychische Aufgabe für jeden reifenden Mann und jede reifende Frau ist und nicht etwas, was beruhen kann auf äußerlichen Gesetzen nach der Vorstellung, du mußt und du sollst.

Nicht in jedem Fall geht eine Partnerschaft wegen eines neuen Partners in die Brüche. Ich kann nicht sagen, daß Partnerschaften auseinandergehen, weil Menschen voller Besitzgier sind oder den anderen zum Objekt machen. Es kann ja durchaus auch sein, daß jemand einen anderen Menschen lieben lernt neben einem Liebespartner, den er schon hat. Oder ist das völlig ausgeschlossen?

Alt: Also, wer Realist ist, kann das nicht ausschließen, und wer entsprechende Erfahrungen in seinem Leben hat und ehrlich ist, erst recht nicht. Das bedeutet dann natürlich eine Krise in der Partnerschaft. Die Frage ist, ob wir ehrlich genug sind, um in einer Partnerschaft damit umzugehen, und wie wir in einer Partnerschaft mit einer solchen Krise umgehen. Also Liebe, Ehe und Partnerschaft um jeden Preis oder »bleibt beisammen um jeden Preis«, davon lese ich bei Jesus von Nazareth auch nichts. Die Liebe ist das Entscheidende und nicht das Gesetz, die Vorschriften und das Man-tut-nicht. Insofern ist heute in vielen Liebesbeziehungen, da stimme ich Ihnen zu, mehr Wahrhaftigkeit, als das früher der Fall war. Partnerschaften zu dritt halte ich allerdings – auch nach meiner persönlichen Erfahrung – für einen überwiegend männlichen Selbstbetrug: einen Selbstbetrug, der unendlich viel Leid verursacht – jeden Tag millionenfach. Aber anstatt zu dieser Selbsterkenntnis zu reifen, gehen hauptsächlich wir Männer massenhaft noch immer psychisch und manchmal auch physisch über Frauen-Leichen – und handeln uns selbst Herzinfarkte ein! Liebe und Partnerschaft ist immer ein Problem des Herzens – ganz wörtlich.

Nun sagen Sie, sicherlich mit gewissem Recht, daß Liebe die Grundlage der Partnerschaft ist. Auf der anderen Seite wird man nicht bestreiten können, daß für viele Leute heute gilt, ohne Partnerschaft keine Liebe. Was ist vorrangig? Müssen die Menschen erst einmal fähig sein zu partnerschaftlichem Verhalten, und dann ist es auch möglich, eine Liebe zwischen Frau und Mann zu begründen, oder müssen sie zunächst liebesfähig sein, und daraus entwickelt sich die Fähigkeit, einander Partner zu sein?

Alt: Ich denke, daß das zusammengehört. Nach meinen Erfahrungen muß es da nicht eine Werteskala geben. Richtig ist, nach meiner Beobachtung, daß heute Liebe für eine Partnerschaft eine wichtigere Rolle spielt als früher, als in früheren Jahrhunderten zumindest. Dort haben die Klassenzugehörigkeit, die Standesorientierung, die Vorstellung der Eltern, also häufig äußere Dinge, eine Rolle gespielt. Ich glaube, wir sind heute anspruchsvoller gegenüber Partnerschaften, als das in früheren Jahrhunderten, vielleicht auch vor einigen Jahrzehnten der Fall war. Und das scheint mit ein Durchbruch zu mehr Partnerschaft zu sein. Was jetzt da vorrangiger ist, ob man Partnerschaft vor Liebe oder Liebe vor Partnerschaft stellt, das kann ich nicht und möchte ich nicht auf den Punkt bringen. Meine eigene Erfahrung ist, daß man das lernen kann, meine eigene Erfahrung ist, daß eine Ehe und eine Partnerschaft nur diesen Namen verdient, wenn sie in tiefer Beziehung zu einer wirklichen personalen Liebe steht und wenn sie lernoffen und lernfähig ist. Das gehört beides zusammen. Was zuerst war, Henne oder Ei, das weiß ich nicht. Partnerschaften sind heute auch deshalb objektiv schwieriger als früher, weil wir heute beinahe doppelt so alt werden wie vor 200 Jahren.

Für viele Menschen ist Liebe oft ein Gefühl. Das läßt sich auch nur sehr schwer ausräumen. Viele Menschen sind nicht davon zu überzeugen, daß es etwas anderes ist als Gefühl. Deswegen sind sie dann sehr verwundert, wenn es in Partnerschaften Zeiten gibt, wo dieses Liebesgefühl sich nicht mehr recht einstellen will. Können Sie sich diese Erfahrung, diese Situation vorstellen, und wie ist eventuell in einer solchen Situation damit umzugehen? Das Gefühl der Liebe ist nicht mehr da, aber an der Partnerschaft möchten die Partner gleichwohl festhalten?

Alt: Das sind Dinge, die ich selbst erfahren habe, erfahre und sicherlich auch zukünftig erfahren werde. Eine andere Vorstellung wäre mir zu sentimental. Ja, wie geht man damit konkret um? Auch hier wieder die Grundfrage: Was ist Liebe, nur ein Gefühl? Sicherlich auch, das ist ein sehr tiefes und auch schönes Gefühl. Aber Liebe muß sicherlich mehr sein, sonst würde ich nicht von »Liebesarbeit« sprechen. Liebe ist eine Sache, die sich auch in Phasen vollzieht: Sie ist mal intensiver, auch mal weniger intensiv, mal kann sie vielleicht gar nicht intensiv erfahren werden und vielleicht ist sie manchmal sogar schon erloschen. Das ist wie mit den Wachstumsringen bei einem Baum, da muß ein Ring zum anderen kommen und das geht mal heftiger und mal weniger heftig und vielleicht spürt man gelegentlich gar nichts. Also, wenn ich sage, Liebe ist ein Prozeß...

Dann gibt es also auch Wüstenerfahrungen in diesem Prozeß?

Alt: Ja, die muß es geben, sonst wäre mir das eine zu romantische und sentimentale Vorstellung von Liebe. So wie man selber in seiner eigenen Entwicklung Wüstenerfahrungen braucht, braucht man das auch in seinem Partnerschaftsverhältnis und in seiner Liebe. Also so wie es Hoch und Tief und Auf und Ab gibt in der persönlichen Entwicklung, gibt es auch Hoch und Tief und Auf und Ab in den Entwicklungen von Mann und Frau. Höhenflüge, die kann man ja gar nicht erleben, wenn es nicht Tiefenerfahrungen gibt, und die Erfahrungen in Oasen kann man nicht erleben, wenn es nicht Wüstenerfahrungen gibt. Beides muß zusammenkommen. Ich glaube, das macht den realistischen Reifeprozeß zwischen Mann und Frau auch in der Partnerschaft aus.

Es gibt eine sehr starke Passage in Ihrem Jesus-Buch, von der ich fürchte, daß sie etwas untergeht in der Debatte, ob jetzt Jesus richtig gesehen wurde oder nicht. In bezug auf das Verhältnis von Frau und Mann formulieren sie: »Wenn ich den anderen liebe und streichle wie mein eigenes Leben, tue ich nichts Selbstloses. Und wenn wir in unseren Partnerschaften Zeit haben füreinander, gemeinsam reden und träumen, schweigen und schmusen, gar nichts tun, sondern einfach zusammen-

sein wollen, dann geht es auch immer um mein Wohlbefinden. Ich möchte nicht, daß meine Frau die Zeit, die wir gemeinsam verbringen, als Selbstaufopferung versteht, sondern als Lebenslust und Lebensfreude.« Viele Menschen sitzen und bewegen sich in ihren Partnerschaften mit schlechtem Gewissen, weil sie diese beiden Momente, das Moment der Selbstliebe und das Moment der Nächstenliebe nicht zusammenbringen, weil sich das für sie immer wieder aufs neue spaltet. Deswegen scheint mir diese Stelle besonders wertvoll.

Alt: Ich glaube, daß das eine besondere Sünde der Kirche war, daß sie Liebe häufig, ich glaube überwiegend, nur als »Liebe Deinen Nächsten« begriffen hat und die drei wichtigen Worte, die dann folgen, »wie Dich selbst«, häufig unterschlug.

Ich glaube, daß die Kirche schuld ist an dieser sentimentalen Vorstellung von Liebe, wonach Liebe nichts mit Selbstliebe zu tun habe. So wie, glaube ich, eine wirkliche Partnerschaft nur sein kann zwischen zwei Ich-starken Menschen und nicht zwischen einem, der sich aufbläst, und einer, die sich unterwirft. Diese Vorstellung, das müsse dann immer noch die Frau sein, hat ja das Patriarchat in uns alle eingepflanzt über mindestens fünf Jahrtausende. Das ist eine verheerende Vorstellung von Liebe, das ist eine Vorstellung, die in Frauen und Männern leider so tief sitzt, daß sie noch lange daran arbeiten werden, sie zu überwinden. Also die Vorstellung, Liebe habe nichts mit Selbstliebe zu tun, kann nicht zu wirklicher Partnerschaft führen. Das führt immer zu einem Unterwerfungsritual, immer dazu, daß der eine oder die andere nicht emanzipiert ist.

Nur wirklich emanzipierte Menschen, Menschen, die sich selbst lieben, sind zu einer Liebe, die diesen Namen verdient, und zu einer Partnerschaft, die diesen Namen verdient, wirklich fähig. Alles andere macht krank, ob man das wahrhaben will oder nicht. Ich glaube, daß ein Teil der vielen kranken Ehen, die nicht auseinander gehen, genau daher rührt, von diesem sehr verkürzten, sehr banalisierten und sehr sentimentalisierten Bild von Liebe, wonach Liebe immer nur Nächstenliebe, nicht aber auch Eigenliebe sei. Das gehört ganz intensiv zusammen. Also ich möchte nicht mit einer Partnerin zusammensein und meine Frau

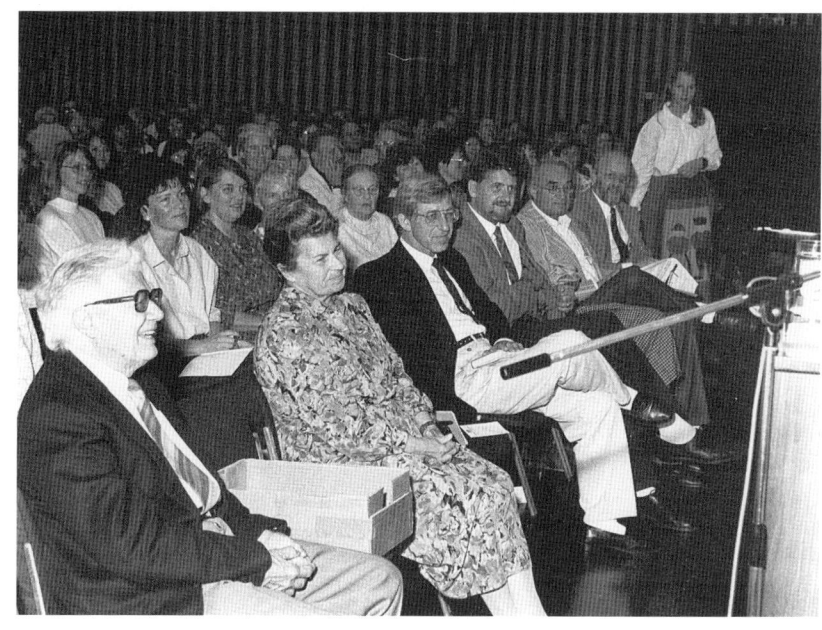

Aufmerksame Zuhörer während der GGB-Tagung, Frühjahr 1991: Dr. Bruker, Dr. Jirina Prekop, Dr. Franz Alt, Kösel-Geschäftsführer Gottfried Kölbl, Dr. Walther H. Lechler, Hans Malzl

auch nicht mit einem Partner, der sich nicht mag, der sich nicht liebt, der also auch Ich-schwach ist und sich immer nur unterwirft.

Mir ist dies klar geworden, wie tief dies auch durch Religion in uns verwurzelt ist und verwurzelt worden ist, als ich über das Jesus-Wort »Wer mir nachfolgen will, verleugne sich selbst, nehme sein Kreuz auf sich und folge mir nach« nachdachte. Mir war immer klar: Das kann Jesus nicht gesagt haben. So kann ein Ich-starker Mensch wie Jesus nicht reden. Und dann habe ich einen Theologen getroffen, der mir das aus dem Aramäischen übersetzen konnte. Und da ist mir klar geworden, woher diese Vorstellung kommt, Liebe habe nichts mit Selbstliebe zu tun oder Liebe habe immer nur etwas mit Aufopferung für den anderen zu tun. Da ist die Kirche nicht unschuldig. Wer also solche Jesus-Worte verbreitet wie »Wer mir nachfolgen will, verleugne sich selbst«, anstatt zu begreifen, daß es im Aramäischen heißt: »Erkenne sich selbst«, der bringt sich und andere um ganzheitliche Liebe. Dieses Wort Selbsterkenntnis ist sehr jesuanisch und sehr liebesorientiert, und das ist wieder sehr emanzipiert. »Wer mir nachfolgen will, erkenne sich selbst, nehme sein Kreuz auf sich und folge mir nach«; das läßt sich auf die Liebe übertragen. Wer lieben will, muß sich selbst erkennen, muß sich selbst lieben. Ich glaube, wer sich selbst nicht riechen kann, stinkt immer auch den anderen.

»Wir berühren hier, glaube ich, zwei wichtige Punkte: Das Verhältnis zu sich selbst einerseits und die Einsicht andererseits, daß eine Partnerschaft, eine Liebesbeziehung ein immerwährender Lernprozeß ist. Zunächst: Sie werden ja nicht müde zu betonen, Frauen und Männer hätten voneinander zu lernen. Was denn genau haben sie voneinander zu lernen, läßt sich das genauer bestimmen?

Alt: Also das hängt sicherlich vom jeweiligen Mann und von der jeweiligen Frau ab, was man voneinander lernen kann. Aber vielleicht kann man es doch ein bißchen verallgemeinern. Ich glaube, es ist typisch männlich, daß wir Männer häufig nicht an die Folgen dessen denken, was wir tun. Frauen denken langfristiger, glaube ich, Frauen bedenken mehr, empfinden mehr die Folgen dessen, was sie tun, auch was sie mit Männern tun. Deshalb glaube ich, daß beispielsweise die ganze Abtreibungsdiskussion so falsch läuft bei uns, weil sie typisch männlich verläuft. Nämlich da wird nach Strafe gerufen und da wird nach Gesetzen gerufen. Solange wir Männer nicht begreifen, daß das Zeugen eines ungewollten Kindes eines der größten Verbrechen ist, das wir tun können, solange Frauen mehr Angst haben oder haben müssen vor einer ungewollten Schwangerschaft, weil sie vielleicht mit einem unaufgeklärten oder gar unbeherrschten oder gewalttätigen Partner zusammen sind, solange wird sich an diesem Thema nichts ändern. Wir Männer müssen lernen, die Folgen unseres Tuns zu bedenken. Und das kann ich auch auf die Politik übertragen, die auch weitgehend eine Männerpolitik ist. Ich glaube nicht, daß Frauen so bedenkenlos Atombomben bauen würden, wie Männer das getan haben. Ich glaube auch nicht, daß Frauen so bedenkenlos Atomkraftwerke bauen würden, ohne zu wissen, wie sie denn mit dem Atommüll fertig werden. Ich glaube auch nicht, daß Frauen so bedenkenlos eine einseitig ökonomistische Wirtschaftspolitik machen würden wie Männer das tun; sie würden sicherlich intensiver an die ökologischen Folgen ihres ökonomischen Tuns denken.

In bezug sowohl auf den Lernprozeß zwischen Frauen und Männern als auch in bezug auf die Liebe zum eigenen Selbst haben Sie vielfach das Modell von Carl Gustav Jung von Animus und Anima herangezogen, um etwas zu verdeutlichen, was offenbar für die Partnerschaft der Menschen in diesem Jahrzehnt und vielleicht im nächsten Jahrtausend von entscheidender Bedeutung ist.

Alt: Von herausragender Bedeutung in der Geistesgeschichte unseres Jahrhunderts ist, was *C. G. Jung* da gefunden hat. Daß nämlich in jedem Mann auch weibliche Eigenschaften und in jeder Frau auch männliche Eigenschaften und Wesenszüge vorhanden sind. Und daß wir nur, wenn wir die gegengeschlechtlichen Eigenschaften entdecken und uns dazu bekennen und sie zu leben versuchen, ganzheitlich werden können, nicht mehr einseitig nur männlich oder einseitig nur weiblich, also herrisch oder weibisch orientiert sind. Die Entwicklung des Gegengeschlechtlichen macht uns erst zum ganzheitlichen Menschen. Wir sind biologisch als Mann oder Frau auf diesem Planeten, aber psychisch immer auch gegengeschlechtlich orientiert und haben die Möglichkeit, uns auch gegengeschlechtlich zu entwickeln, also androgyn.

Es gibt eine heftige Kritik von feministischen Psychotherapeutinnen gegen dieses Animus-Anima-Modell. Es wird ihm vorgeworfen, daß Carl Gustav Jung in dieser Konstruktion immer noch sehr stark an männlichen Stereotypen seiner Zeit orientiert war. Die Psychotherapeutin Verena Kast hat vorgeschlagen, davon auszugehen, daß in jedem einzelnen Menschen sowohl unbewußt Animus, wie unbewußt Anima vorhanden sind. Das heißt, daß auch die Frau unbewußt noch weibliche Anteile und auch der Mann noch unbewußt männliche Anteile zu entdecken und zu leben hat. Können Sie sich damit anfreunden?

Alt: Ja, sehr. Natürlich ist *C. G. Jung* nicht am Ende gewesen, auch er war ein sehr prozeßorientierter Mann. Ein Heiliger und Vollkommener oder der Ganzheitliche schlechthin war er sicherlich auch nicht. Nach Herausgabe meines mittlerweile siebten C. G. Jung-Buchs sehe ich das immer mehr. Aber er hatte eben noch keinen C. G. Jung; wir haben ihn und können auch von ihm wieder lernen. Also, *Jung* ist nicht als Dogmatiker zu begreifen. Insofern kann ich einen Teil der Kritik auch von *Jung*-Schülerinnen an ihm nachvollziehen. Ich glaube, daß *C. G. Jung* die Kritik teilen würde. Er hat immer vor »Jungianern« gewarnt und gesagt, macht kein Dogma, auch keine Schule aus dem, was ich sage, da muß weitergedacht werden. Ich glaube, daß gerade an dem Punkt, den Sie zitieren, daß auch in uns Männern noch unentdeckte Animusentwicklungen sind, an denen wir arbeiten müssen, *C. G. Jung* überhaupt keine Einwände haben würde. Ich glaube, das kann man nicht gegen ihn ausspielen, das ist ganz in seinem Sinne.

Ist denn dieses Denken der ganzheitlichen Partnerschaft, daß Männer und Frauen ungelebte gleichgeschlechtliche und gegengeschlechtliche Urbilder in sich noch zur Entfaltung bringen und dies als Basis nutzen für die Partnerschaft, ist dies eventuell ein Partnerschaftsmodell der Zukunft? Zeichnet sich da etwas ganz Neues, eine neue Qualität ab, die wir in dieser Weise bisher so in der Geschichte von Partnerschaft, Liebe und Ehe noch nicht gehabt haben?

Alt: Wenn ich einige tausend Jahre zurückschaue und wenn ich vielleicht etwas begriffen habe von der Geschichte, dann sehe ich, daß sie bisher immer einseitig geprägt war: etwa 5000 Jahre überwiegend patriarchalisch und vorher viele tausend Jahre wohl auch matriarchalisch. Beides war einseitig und beides endete, wenn wir richtig informiert sind über das, was lange vor uns war, fast immer in Katastrophen, weil immer nur Teile gelebt wurden und das andere unterdrückt wurde, einmal mehr die Männer und ein anderes Mal mehr die Frauen oder das Männliche und das Weibliche.

Ich glaube, wir sind jetzt zum erstenmal in einer Situation, in der wir, nachdem jetzt das Männliche, das einseitig Männliche, das große Krebsgeschwür der letzten Jahrtausende gewesen ist, in der wir uns zum ersten Mal in der Evolution des Menschen ganzheitlich und partnerschaftlich orientieren oder zumindest anfangen, das zu tun, und die Einseitigkeiten als solche zu erkennen.

Es gibt viele Feministinnen, die in der Partnerschaft die Zukunft sehen und nicht in einseitigem extremem Feminismus. Es gibt sicherlich auch andere. Also »Emma« ist nicht immer ein Vorbild, denke ich; und es gibt sehr viele Feministinnen, die auch sagen, wir meinen nicht den Austausch, den platten Austausch von sozusagen bösen Männern gegen gute Frauen, sondern die immer Animus und Anima in jedem von uns sehen. Und das ist etwas, was mir selber in meinen eigenen Vorstellungen, die sehr an Jesus orientiert sind und an seinen Partnerschaftsvorstellungen, an seinen Vollkommenheits- oder besser müßte man sagen an seinen Ganzheitsvorstellungen – entscheidend wichtig ist. So wie wir heute im Bereich der Theologie ein partnerschaftliches und nicht mehr ein einseitig männliches Gottesbild haben, so wird sich auch das Menschenbild in Analogie zum Gottesbild weiterentwickeln, nämlich hin zur Partnerschaft. Ich glaube, daß wir dann eine neue Phase in der Evolution der Menschheit erreichen können. Ich bin nicht sicher, ob wir es erreichen, wir haben nicht nur Atombomben, wir haben auch heute jeden Tag mögliche Naturkatastrophen und ökologische Katastrophen, mit denen wir das Ende der Menschheit bereiten können, aber ich sehe zumindest eine große Chance. Und ich sehe auch immer die Krise als Chance, und das ist etwas, was mir persönlich trotz aller Krisenzeichen, die ich natürlich als politischer Journalist schon sehr deutlich sehe, immer wieder Hoffnung macht.

Sie haben das Gottesbild in bezug gesetzt zur Liebesentwicklung, zur Partnerschaft von Frau und Mann. Was hat denn das Gottesbild mit der Partnerschaft von Frauen und Männern zu tun?

Alt: Wenn wir im Sinne Jesu Kinder Gottes sind, dann hat immer alles, was die Eltern tun und sind, mit den Kindern zu tun – mehr unbewußt als bewußt. Und wenn ich in der Schule Jesu etwas gelernt habe oder dabei bin, etwas zu lernen, dann dies, daß wir alle Kinder Gottes sind und daß dieser barmherzige Vater immer ein sehr mütterlicher Vater ist, also ein partnerschaftlich orientierter, in dem immer männliche und weibliche Eigenschaften sind, die abstrahlen auf uns und von denen wir etwas abbekommen haben. Also wenn wir wirklich uns als Kinder Gottes verstehen im Sinne Jesu, hat das Gottesbild, das wir Menschen haben, sehr viel mit dem Menschenbild zu tun, das wir haben, von uns und von anderen. Ein partnerschaftliches Gottesbild entspricht einem partnerschaftlichen Menschenbild, so wie ein patriarchalisches Gottesbild einem patriarchalischen Menschenbild entspricht.

Sie sind ja nicht nur Lebensgefährte Ihrer Frau, sondern auch Familienvater. Dadurch bekommt natürlich die Partnerschaft von Frau und Mann eine andere Dimension und einen anderen Rahmen, da es nicht nur eine Partnerschaft zu zweit, sondern eine Familie zu dritt oder zu viert ist. Wo sind da die Probleme für eine Entwicklung von Frau und Mann? Und wo sind die Chancen? Ich erfahre, daß ich zu zweit ja viel mehr Zeit und Möglichkeit und auch viel mehr variable Zeit gehabt habe, um gewissermaßen die Beziehung miteinander zu pflegen, um gewissermaßen eine Kultur aufzubauen, daß nun Kinder ihre eigenen Ansprüche haben, in die Partnerschaft der Eltern einbrechen und manches schöne Gebäude vielleicht auch zum Einsturz oder vorher erstmal zum Wanken bringen.

Alt: Das zweite, das letzte ist sicherlich auch richtig, aber das ist nur die eine Hälfte. Natürlich: Kinder brauchen Zeit und nehmen uns auch dadurch Zeit. Aber das ist doch eine große Chance. Also, meine Frau und ich lernen viel von unseren Kindern. Ich denke, wir haben die große Chance, durch das Leben mit Kindern dem Kind in uns wieder einmal zu begegnen. Ich sehe das auch als mögliche Therapie an.

Wenn ich *Alice Miller* (zum Beispiel in ihrem Buch »Das Drama des begabten Kindes«, N. C.) richtig verstehe und ich denke, ich habe einiges gelernt von ihr, dann sind wir alle in irgendeiner Form geschädigt durch unsere Kindheit. Und wenn wir uns nicht diesen Beschädigungen stellen, dann prägt uns das lebenslang, weil natürlich die Phase der Kindheit eine Phase der Hilflosigkeit ist, je kleiner desto mehr; das beginnt bei der Geburt, wo wir am hilflosesten sind. Dort haben die meisten von uns sicherlich nicht genügend Bestätigung erfahren, nicht weil wir böse Eltern hatten oder nur böse Eltern hatten, sondern weil das recht unbewußt war und weil kleine Kinder in früheren Zeiten noch weniger gegolten haben als heute, weil das Kleine und Schwache noch weniger gegolten hat als heute und weil die Zeit so war, daß Erziehung oft mit Gewalttätigkeit verwechselt wurde. Übrigens, das geht bis in unsere Jahre hinein. Es gab vor zwei Jahren eine Umfrage. Danach sind über 50 Prozent der Deutschen der Meinung, Kinder müssen Prügel bekommen und geschlagen werden. Solche Menschen merken gar nicht, daß sie das eigene Kind in sich schlagen.

Also wenn ich Kinder in ihrem Wachstum und in ihrer Reife und in ihrem Leben mit mir intensiv beobachte, intensiv versuche, mit ihnen zusammenzuleben, begegne ich dem Kind in mir und kann das irgendwann doch einmal gedemütigte Kind und geschlagene und vergewaltigte Kind in mir entdecken. Ich kann ihm helfen, heil zu werden. Insofern ist das eine ganz große Chance.

Es heißt, Kinder könnten sogar Katalysatoren der Beziehung zwischen Mann und Frau sein, nicht Störer.

Alt: Kinder und Jugendliche. Sie sind sicherlich immer beides, weil man natürlich viele eigene Bedürfnisse hat, und ich denke, daß es auch wichtig ist, diese eigenen Bedürfnisse gegenüber Kindern deutlich zu machen. Zuneigung, Liebe und Zärtlichkeit gegenüber Kindern heißt immer auch ganz wesentlich: Zeit haben. Ich denke, da darf man sich als Vater oder Mutter nichts vormachen. Die Vorstellung, wieviel Zeit man für Kinder braucht, die habe ich, solange wir keine Kinder hatten, auch nicht gehabt. Das ist eine Erfahrung, die schön ist einerseits, aber manchmal auch bitter andererseits, wieviel Zeit man, wenn man seiner Verantwortung als Vater oder Mutter gerecht werden will, wirklich braucht.

Nun gehen ja die Kinder oder sagen wir besser viele junge Menschen heute ganz andere Wege als ihre Eltern im Bereich der Beziehung zwischen Frauen und Männern. Zwei Beispiele: Einmal gehen längst nicht so viele Menschen wie früher Ehen ein, das heißt, es bleibt oft bei der nichtehelichen Lebensgemeinschaft, wie es unschön heißt. Junge Menschen bevorzugen also nicht den Trauschein in erster Linie, oft erst dann, wenn ein Kind unterwegs ist oder beabsichtigt. Zweitens, das haben Sie auch selbst notiert, beobachten Sie bei vielen jungen Menschen eine Sexualität ohne Schuld und ohne Konsumorientierung. Zeichnet sich bei den jungen Menschen ein ganz neues Verhältnis zur Partnerschaft von Frau und Mann ab?

Alt: Also bei einem Teil der jungen Leute, die ich kenne, sehe ich das schon. Und da ist weniger Angst vor Einübung, da ist weniger Angst, etwas zu tun, was man oder *frau* früher nicht getan hat, da ist mehr Spüren und Fühlen der eigenen Bedürfnisse. Und das finde ich einen ganz großen Fortschritt. Das ist mit Unsicherheit verbunden, aber auch mit ganz großen Chancen. Ich denke, daß das, wenn es weniger gesetzesorientiert ist als früher und mehr den inneren Bedürfnissen entspricht, zu mehr Glück und mehr Freiheit und wahrscheinlich zu vertiefteren Partnerschaften führt. Auch das ist ein Teil des Optimismus, den ich insgesamt habe, wenn ich unsere Entwicklung sehe.

Ich glaube wirklich, daß vertiefte Partnerschaften, mehr Liebe zwischen Mann und Frau, die Voraussetzung für eine andere Gesellschaft, auch für eine neue Politik ist.

Auch hier ist festzustellen, daß vermutlich die Position der Kirchen jahrzehntelang dazu geführt hat, daß junge Menschen nicht lernen konnten, Intimität, Liebe, Umgang zwischen Frau und Mann einzuüben, sondern erotische Intimität dann sehr plötzlich und auf einmal können mußten, was dann natürlich nicht funktionierte. Junge Menschen nehmen sich heute eher das Recht, erotische Intimität schrittweise einzuüben und zu lernen, was in den Augen kirchlicher Vertreter und kirchlicher Texte oft herabgesetzt und verworfen wird, weil es grundsätzlich schlecht sei.

Alt: Ich denke, daß mit die schlimmsten Dinge, die die Kirchen zu verantworten haben, die millionenfachen Sexualneurosen sind, die die Kirchen durch eine nicht nur körperfeindliche und leibfeindliche, sondern auch wirklich sexualfeindliche und frauenfeindliche Einstellung über beinahe zwei Jahrtausende geprägt haben. Das ist wahrscheinlich das größte Lernfeld, das eine geschwisterliche Kirche anstelle einer Männerkirche vor sich hat, und daran wird sich zeigen, ob sie reifen kann oder nicht, daran wird sich auch zeigen, ob sie Zukunft hat oder nicht. Ich glaube, daß die reinen Männerkirchen wirklich Auslaufmodelle sind. Ich glaube, *Uta Ranke-Heinemann* bezeichnet sie so und ich denke, mit vollem Recht.

Zur erotischen und sexuellen Partnerschaft gehören ja Lust, Freude, wenn nicht gar Spiel!

Alt: Vor diesen Begriffen wie Freude und Spiel in der Sexualität, die wesentlich zur Liebe gehören und zur Atmosphäre der Liebe gehören, hat die Kirche am meisten Angst. Aber ich denke, daß dies zentral ist. Eine Partnerschaft, eine Sexualität ohne Spiel, eine Partnerschaft, eine Sexualität ohne Freude und Lust ist nun wirklich keine partnerschaftliche Sexualität. Das wäre auch widernatürlich. Und solange die Kirche eine widernatürliche Sexualmoral anzielt, ist es gut, wenn sie von den Menschen nicht mehr ernstgenommen wird. Das hilft den Menschen, auch in der Kunst der Partnerschaft.

»Im Herzen wächst der Arzt,
aus Gott geht er,
die höchste Kraft der Arznei aber ist die Liebe.«
Paracelsus

»Wir leben in einem gefährlichen Zeitalter.
Der Mensch beherrscht die Natur, bevor er gelernt hat, sich selbst zu beherrschen.«
Albert Schweitzer

Dr. Heinz Breidenbach

Max Otto Bruker – der Phantast

Ja – es gibt sie – diese schicksalhaften Begegnungen, wo nachher alles anders als vorher ist! Der naturheilkundliche Papst hatte mich, auf der Suche nach Weiterbildung, an die nächsthöhere Instanz verwiesen. Höher als der Papst – da kommt doch nur noch...?!

Als ich dann mit Dr. Bruker im Krankenhaus Lahnhöhe zusammenarbeiten konnte, paßte nicht einmal mehr der Begriff »Halbgott«; statt dessen fand ich einen mit seiner ganzen Persönlichkeit beeindruckenden Menschen und großen Arzt.

Hier war einer beseelt und ganz erfüllt von gelebten und erfahrenen Erkenntnissen – aber dazu kam viel mehr: Tolerant gegenüber verschiedenen Wegen des Wie war er gleichzeitig hart und kompromißlos, was das Wozu und Wohin betraf. Alle an der Klinik Tätigen hatten engen Kontakt mit ihm und gleichzeitig große Entscheidungsfreiheiten. Immer wieder angehalten zu selbständigem Denken und kreativen Problemlösungen, gab es jedoch kein Abweichen von der großen Linie. Seine medizinisch-ganzheitliche Lehre bestätigte sich jeden Tag an über zweihundert, teils schwer erkrankten Patienten.

Trotz meiner naturheilkundlichen Vorbildung hatte ich eine solche sichere Wirksamkeit wissenschaftlicher Ganzheitsmedizin nicht für möglich gehalten. Aber ich merkte auch sehr bald, daß dieser Mann etwas merkwürdig war.

Allen Ernstes hatte er sich die verrücktesten Sachen in den Kopf gesetzt: Eine Gesundheitskasse sollte geschaffen werden, in der Vorbeugung und gesunde Lebensweise belohnt würden. Eine Gesellschaft für Gesundheitsberatung sollte gegründet werden. Dereinst sollten viele tausend Gesundheitsberater in aller Welt aufklären über die wahren Ursachen der Zivilisationskrankheiten und des Hungers. Naturkostläden, von Biobauern beliefert, sollten der denaturierenden Nahrungsmittelindustrie das Fürchten lehren. Private wie staatliche Krankenkassen sollten biologische Heilmethoden honorieren, die Psychosomatische Medizin sollte fest in Klinik und Praxis integriert werden. Der Medizinapparat sollte erkennen, daß die großen kostenintensiven Volksseuchen lebens- und ernährungsbedingt sind. Eine ursächliche Heilbehandlung sollte an die Stelle einer symptomatischen Linderungsbehandlung treten. Zu all dem sollte es auch, neben dem Krankenhaus Lahnhöhe, noch ein großes Arbeits- und Begegnungszentrum geben.

Was war von so jemandem zu halten? Ich war also nicht bei einem Gott, aber in einer anderen Welt gelandet und ich blieb für Jahre. Kenner der Materie wissen heute, daß praktisch alles, was dieser »Phantast« gesät hat, inzwischen keimte, gewachsen ist und reichlich Früchte trägt.

Die ehemals hochgelobten Realisten sind heute als die wahren und wirklich gefährlichen Träumer entlarvt, denn sie halten Methoden von gestern auch für die Mittel von morgen. Nur wer bereit ist, sein Denken, Fühlen und Handeln zu überprüfen und seinen Standort zu ver-rücken, kann in andere Dimensionen von Erkennen vorstoßen. Nur Phantasten können die Probleme der Zukunft bewältigen, da sie andere Problemlösungen benötigt, als in der Vergangenheit taugten.

»Man greift im Atomgeschäft immer noch zu den drei Zwecklügen, daß die fossilen Energieträger Kohle und Öl in absehbarer Zeit den Energiebedarf bei steigendem Verbrauch nicht decken, daß der Strom durch Kernspaltung viel billiger würde als bei konventioneller Herstellung und daß Atomkraftwerke völlig gefahrlos seien.«
Max Otto Bruker

Dr. Heinz Breidenbach

Krebs

Jetzt wieder schweigend, wie schuldig, aber sehr aufrecht sitzt sie vor dem Mann im weißen Kittel. Eindrücklich die fahle Farblosigkeit des knochenhageren Gesichts. Die großen Augen, ohne Glanz und zu tief in den Höhlen, blicken auf von der Betrachtung der eigenen fragilen Hände und warten an seinem Mund auf Freispruch.

Das hartnäckige kurze Husten schüttelt sie zornig ab, wie einen lästigen ungeladenen Gast ohne Verweilrecht. Da, wo die Wölbung der linken Brust war unter dem Kleid, ist jetzt nichts.

Die mußte weg, hat man ihr gesagt. Anderen geht es besser danach, die kriegen nichts mehr, haben's geschafft. Aber es kam ja wieder. Zuerst nur ganz klein der Knoten, kaum zu tasten. Dann die Bestrahlung, die riesigen Maschinen, allein mit der Kälte der Apparaturen. Das Atmen – irgendetwas stimmt nicht damit, geht schwerer, reibt; und immer dieser Reiz, der Husten. Aber es wird schon besser; es geht aufwärts, haben sie gesagt. Noch drei oder vier Zyklen der Chemotherapie – vorläufig – sicher, das ist nötig wegen der Metastasen in der Lunge und – ja, in der Wirbelsäule ist wohl auch was.

Aber alles sei schon besser, deutlich kleiner oder nicht schlimmer zumindest. Was die wohl dachte, die Frau in der Boutique, als sie die Chiffonbluse anprobierte, so wie sie war – platt da links und mit der riesigen Narbe. Es gibt ja die Einlagen, sollen ganz echt aussehen – aber jetzt lieber noch warten, noch nicht während der Behandlung, könnte schaden. Warum schaut er so lange auf die Befundblätter? Stimmt was nicht? Ist vielleicht was schlechter? – oder denkt er an ganz etwas anderes und ich mache mir nur unnötig Sorgen? Hatte noch nie viel Blut; war nie vollblütig! Vollblütig, wie das klingt; bedeutet eigentlich ganz was anderes. Nein, das liegt in der Familie mit der Blutarmut; brauche doch deshalb keine Blutspende! Ob mich jemand vermissen wird? Aber anderen geht es viel schlechter und die sind auch noch da! – Nein, – die nette mit dem Reisefimmel – wo die schon überall war – die hat's erwischt. Meingott – gerade die, aber die hatte es ja auch viel schlimmer; viel größer war das bei der Operation. Sicher, die wurde genauso intensiv nachbehandelt wie ich – aber das kann man nicht vergleichen, sagen doch auch die Ärzte! Warum geht der Schmerz da drin nicht weg, wenn die Narbe so schön sein soll? – und das Husten? Ich werde morgen gehen und mir so ein Ding kaufen für den BH, damit man wieder ein Mensch ist, eine richtige Frau.

»Ja gut Herr Doktor, ich mache das mit der Blutübertragung, aber es ist eigentlich nicht notwendig, weil's schon immer war, und es geht mir ja gut?!«

Während er spricht, tanzen die Finger der Frau unruhig auf den schmal gewordenen Schenkeln, glätten nicht vorhandene Falten, nesteln an Bändern, die nicht sind, suchen für Sekunden Schutz ineinander, um sich dann wieder im strengen Griff beider Hände reglos zu halten.

Nein, auch der Husten war eigentlich schon immer oder lange schon zumindest, – schon als Kind – ja doch – war sie da anfällig! – Aber die Kinder sind doch noch so klein!

Das Gesicht der Frau jetzt ganz unbewegt während sich einzelne Tränen vom Kinn lösen. Er macht eine Bewegung, berührt sie, legt seine beiden Hände auf ihre, fühlt darunter das leichte Zittern ihrer Finger.

Das plötzliche Schnarren des Wandlautsprechers läßt beide zusammenfahren, reißt zurück in die Kliniksroutine: Natürlich hoffe man das Beste, solle dann bitte Montag wiederkommen zur Einleitung des nächsten Zyklus – sie habe ja bisher Alles recht gut vertragen – »und ein schönes Wochenende noch – bei dem herrlichen Wetter!«

Die Verabschiedung ist dann sehr kurz draußen auf dem tageshellen Abteilungsgang. Der OP wartet, und mit schnellen, energischen Schritten entfernt er sich jetzt.

Sie steht noch eine Weile dort an einem der großen Fenster. Unten im Park, nach dem Regenguß, trocknet die Maisonne gerade die letzten Wasserlachen, den spritzenden Ozean für zwei Kinderfüße.

Dr. Werner Hartinger

Sklavenhandel, Tierexperimente, Zivilcourage

Wenn jemand zu diesem Anlaß und an dieser Stelle das Wort ergreift, so erwartet man eine sachbezogene Themeninterpretation. Doch damit will ich den Leser nicht behelligen, sondern eine wahre Geschichte erzählen.

Das soll nicht heißen, daß andere Geschichten nicht wahr wären. Jedoch ist bei meiner historisch belegt, daß dem Großgrundbesitzer und Schiffseigner Wilberforce in der Hafenstadt Hull in Yorkshire und seiner Frau 1759 ein Sohn William geboren wurde. Das Schicksal hatte ihn mit seinen guten Gaben reichlich verwöhnt: Begabung, Beliebtheit, Güte, Gerechtigkeitssinn und Reichtum. Auf der Universität legte er, ohne viel zu arbeiten, ein glänzendes Examen ab, doch fragte er sich: »Wozu eigentlich? Ich habe es nicht nötig, einen Beruf zu ergreifen.« Er überspielte damit das Problem, sich über seine Zukunft den Kopf noch nicht zerbrochen zu haben.

Mit dem Nachbarssohn, dem Earl of Catham und späteren Premierminister von Großbritannien, verband ihn eine lebenslange Freundschaft. Dieser bewegte ihn auch dazu, seine Fähigkeiten und Kenntnisse dem politischen Geschehen des Landes zu widmen. So lauschten beide Freunde schon früh den Debatten der Abgeordneten und lebten sich in den Parlamentarismus sowie die oft sehr verschlungenen Wege der Staatsgeschäfte ein. Als er dann mit überwältigender Mehrheit gewählt, selbst dort tätig wurde, bereitete ihm sein Wissen, sein Sprachtalent und seine persönliche Ausstrahlung eine beispiellose Laufbahn.

Trotz dieses äußerlichen Erfolges fand ihn sein Freund einige Jahre später in einer tiefen seelischen Depression vor und nahezu bereit, sich in ein Kloster zurückzuziehen. Was war geschehen?

Über den calvinistischen Prediger John Newton hatte er von Lebensbereichen und Handlungsweisen seiner Mitmenschen erfahren, von denen er bisher nichts wußte und die er auch nicht für möglich gehalten hätte. Er konnte es nicht fassen, daß Angehörige seines Volkes zu solchen Taten fähig waren. Newton war früher Sklavenhändler und hatte aus eigener Erfahrung berichtet, in welch grausamer und gewalttätiger Weise man die Unterlegenheit der afrikanischen Brüder ausnützte, um mit ihrer Existenz und ihrem Leben reichen Gewinn zu machen. Wie Vieh aneinandergekettet, stapelte man sie im Schiffsrumpf, um sie in Amerika zu verkaufen. In jeder Form wurden sie geschlagen, gedemütigt, gequält, mißbraucht und willkürlich getötet, weil sie sich nicht zur Wehr setzen konnten. Ihr tausendfacher Tod wurde nur im Hinblick auf den Geldverlust bedauert, aber man konnte ja für billigen Schnaps und alte Waffen reichlich Nachschub holen.

Dabei war man sich gar keiner Schuld bewußt, denn es handelte sich ja um Schwarze und nicht um Menschen wie Du und Ich! Zur Rechtfertigung der barbarischen Taten wurde die Behauptung verbreitet, Neger hätten keine Seele und spürten keinen Schmerz. Man täte ein gottgefälliges Werk, ihre Arbeitskraft und ihr Leben zum Wohle der Allgemeinheit einzusetzen. Dabei meinte man den eigenen Vorteil.

Als einmal ein fürchterliches Unwetter das Schiff hin- und herschleuderte, als die Angstschreie der Sklaven das Meeresgetöse noch übertönten und Newton um sein Leben bangen mußte, da lösten sich die dunklen Schleier der Unwissenheit von seiner Seele, und er wurde sich des Unrechts seiner Handlungen bewußt. Er erkannte die Ungeheuerlichkeit, eine geistige und physische Überlegenheit zur gewaltsamen, gewinnorientierten Vernichtung anderer Lebewesen zu mißbrauchen. Er wußte plötzlich, von nun an sein Leben ändern und sich gegen diese Zustände auflehnen zu müssen.

Als Wilberforce von seinem Freund Catham überzeugt werden konnte, daß im Parlament mehr für seine Mitmenschen zu erreichen sei als in der Einsamkeit, hatte er seinen Lebensinhalt und sein Ziel gefunden. Von dieser Stunde an ließ ihn seine selbstgewählte Aufgabe nicht mehr los, ein gesetzliches Verbot des Sklavenhandels und der

Ausbeutung Unterprivilegierter zu bewirken. So trat an die eingangs flüchtige Empörung nun die wohlüberlegte ernste Lebensaufgabe eines Mannes.

Er war sich bewußt, daß seine Forderung nach Abschaffung der Sklaverei auf den stärksten Widerstand der Grundbesitzer sowie der Kaufleute und damit auch der verantwortlichen Politiker stoßen würde. Trotzdem brachte er 1787 erstmals im Parlament einen Antrag auf Sklavenbefreiung und Verbot des Sklavenhandels ein. Was bei der Beschaffung der erforderlichen Unterlagen und des unerläßlichen Beweismaterials an gesetzlich gerechtfertigten unvorstellbaren Grausamkeiten und menschenunwürdigen Verbrechen ans Tageslicht kam, war so niederschmetternd, daß er daran zunächst schwer erkrankte. Doch dies unterbrach seinen Einsatz nur vorübergehend. Ausgerechnet während der französischen Revolution 1789 mußte er erstmals seinen Antrag vor dem vollbesetzten House of Commons erläutern. Es war ein atemberaubendes Ereignis im Sinne der Offenlegung bisher weitgehend verheimlichter und unbekannter Umstände. Er sprach dreieinhalb Stunden frei über das, was er an unwürdigen Verhaltensweisen seiner Mitmenschen erfahren hatte. Keiner konnte sich der Gewalt dieser Wahrheit und der Macht seiner Worte entziehen. Doch schon damals verzögerte man aus taktischen Gründen, wissend um die Vergeßlichkeit der Wähler, eine Entscheidung durch Gegendarstellungen, Widersprüche sowie end- und inhaltslose Debatten. Als sich die Wogen der Empörung etwas gelegt hatten und jeder mehr an sein eigenes Wohlergehen dachte, wurde nach zwei Jahren abgestimmt und sein Antrag erwartungsgemäß abgelehnt.

Unbekümmert dieser parlamentarischen Niederlage durch die Schachzüge der Gegenkräfte, stellte Wilberforce Jahr für Jahr den gleichlautenden Antrag auf Abschaffung der Sklaverei, ohne sich durch ihre regelmäßige Ablehnung beeindrucken zu lassen. Nach achtzehn Jahren Kampf und ständiger Information über die skandalöse Behandlung der Schwarzen wurde der Gesetzesantrag 1805 endlich angenommen und mehrheitsmäßig bestätigt. Nun war ein Sieg für die Menschlichkeit errungen: Grausamkeit, Menschenjagd, Ausbeutung, Mißhandlung, Entwürdigung und mutwillige Tötung Wehrloser wurden gesetzlich verboten. Er schämte sich nicht der Freudentränen und begann, seine Gedanken in dem Buch »Practical View of Christianity« festzuhalten.

Sein Freund und Premierminister Catham konnte den Erfolg der gemeinsamen uneigennützigen Bemühungen nicht mehr erleben; das Gehörte und Erlebte, der demütigende Kampf um selbstverständliche Rechte hatten ihren Tribut gefordert und eine schwere Krankheit seinem Leben ein Ende gesetzt.

Doch neue Sorgen entstanden für Wilberforce, als er erkennen mußte, welcher Unterschied zwischen Moral und Juristik bestehen kann, um durch die Maschen der Gesetzgebung zu schlüpfen. Der Sklaven*handel* war verboten, die Sklaven*haltung* aber nicht; sie blühte als Mißachtung mitgeschöpflicher Lebensrechte unverändert weiter. Um die Würdigung der ausgebeuteten Mitmenschen nun uneingeschränkt in die Tat umzusetzen, gründete er 1822 die »Anti-Slavery-Society«. Eine erneute Auseinandersetzung begann. Wiederum brachte er mit seinen Freunden jedes Jahr den Antrag auf Abschaffung der Sklavenhaltung ein, bis er nach weiteren langen elf Jahren nochmals vor dem Parlament seine Forderung begründen mußte. Seine Stimme war leiser geworden, hatte aber nichts an Eindringlichkeit verloren. Man spürte, daß er das Schicksal dieser mißhandelten Menschen zu dem seinen gemacht hatte. Am Ende seiner langen Rede drang wie zufällig ein heller Sonnenschein in die dunklen Räume. Er fühlte sich in seiner Forderung bestätigt, als er abschließend formulierte: »Das Himmelslicht scheint auf unser Bemühen!«

Eine Woche später wurde er schwer krank, durfte aber noch erfahren, daß das Parlament seinem Antrag mit Mehrheit zugestimmt hatte und England bereit war, jede Form der Sklaverei abzuschaffen sowie viele Millionen Entschädigung für seine Handlungen zu zahlen. Nach lebenslangem, uneigennützigen Einsatz für die selbstverständlichen Rechte anderer schloß er am 29. 7. 1833 zufrieden seine Augen für immer.

Doch es gab auch Länder, die sich nicht zum Verbot solcher verabscheuungswürdiger Verhaltensweisen entschließen konnten. Dort steigerte sich die Konfrontation zwischen profitorientierten und mitfühlenden Kräften bis zur Gewalt. Wenige Jahre nach Wilberforce' Tod entbrannte auf dem nordamerikanischen Kontinent ein mehrjähriger Krieg gegen die Südstaaten zur Sklavenbefreiung!

Würde man das rassistische Ausbeuterprinzip auch heute noch in gleicher Weise mit einem wirtschaftlichen Vorteilserhalt rechtfertigen wollen, wie es gegenwärtig bei unseren Mitgeschöpfen versucht wird!?

Seit Claude Bernard glaubte, durch mitleidlose Brutalität und grausame Quälerei unserer Tiere der Natur ihre Schöpfungsgeheimnisse entreißen zu können, ist die Zahl der »zum Wohle der Menschen« vivisektionistisch zu Tode gefolterten Kreaturen milliardenfach angestiegen – und die Menschheit ist kränker und ärmer geworden. Die Wissenschaft hat aus ihrer Geschichte nichts gelernt und nicht erkannt, daß es immer nur die Ideen einiger weniger waren, die zum Erkenntnisfortschritt führten. Doch jeder Mahner wurde ebenso verhöhnt wie der kompetente Sachkritiker dieser Tierexperimentideologie und ihrer Folgen, die wenig mit Humanmedizin und Krankheitsheilung gemein hat. Die Wahrheit wird eben nicht nach demokratischem Mehrheitsbeschluß in einem interessengebundenen Gremium gefunden, sondern sie war von jeher die Domäne der Einzelgänger mit (einem meist unverstandenen) Verantwortungsbewußtsein. Ihre notwendigerweise Veränderungen bedingenden Auffassungen wurden von den Vertretern der etablierten Institutionen schon immer zunächst lächerlich gemacht und dann mit allen Mitteln bekämpft. Haben sie sich trotzdem durchgesetzt, werden sie von ihnen einfach übernommen und als eigene Initiative hingestellt.

Besonders die Medizin als empirische Heilkunst wurde überwiegend von einzelnen Vordenkern geprägt, die, wissend um die Wahrheit ihrer Aussage und ärztlichen Verpflichtung, alle Formen von Diskreditierung in Kauf nahmen. Darum war und ist das gegenseitige Verständnis aller dieser Weiterdenker von solcher Bedeutung, eine gleiche Zielsetzung auf vielleicht noch getrennt verlaufenden Pfaden zu haben. Und gerade diese Erkenntnis kann man bei unserem großherzigen Kollegen und Freund Dr. Bruker finden. Er hat für aller Anliegen ein offenes Ohr. Unbekümmert jedes Hindernisses und unermüdlich hat er sich damit auf dem Boden einer mitmenschlichen und mitgeschöpflichen Liebe einen verdienten Platz unter den großen Ärzten unserer Zeit geschaffen. Nur mit einer christlich-humanistischen Denkweise im reinsten Sinne des Wortes wird man sein Werk für die Menschen vollinhaltlich verstehen und uneingeschränkt würdigen können.

Prüfung Gesundheitsberater bestanden:
In der Mitte: Dr. Bruker, Aziz Niang, Lehrer und Freund des Hauses

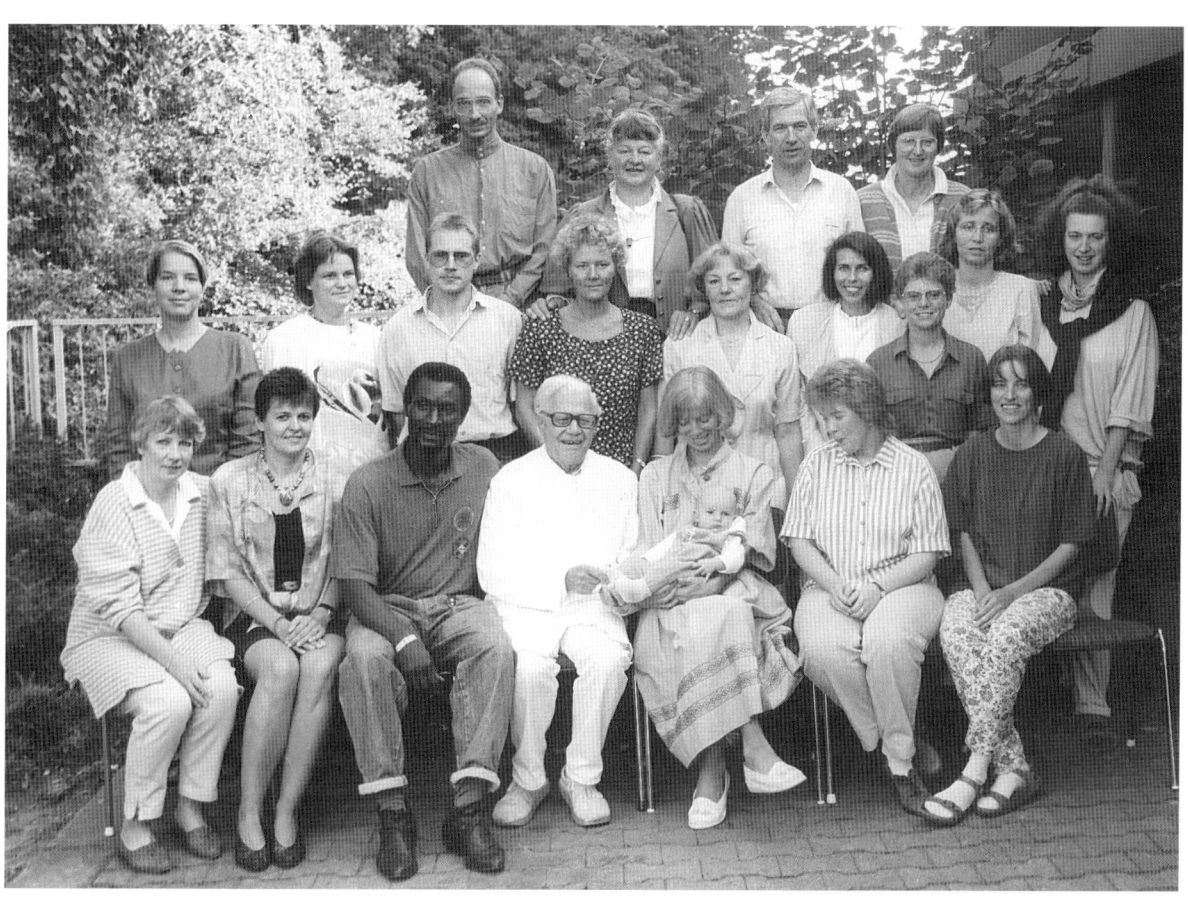

Prof. Dr. Julius Hackethal

In die Hölle mit der Kassenmedizin

Nach dem Meineid des Hippokrates ist er der größte Betrug an Patienten in der Menschheitsgeschichte: der Medizin-Diktatursozialismus Kassenmedizin!

Dieser Patientendrache speit nicht nur Unmengen an Rezeptgiften, sondern frißt die Gesundheit fast eines jeden Kassenpatienten Stück für Stück. Und der Preis: Eine halbe Million D-Mark muß im Schnitt jeder zwangsversicherte Kassenpatient dafür blechen.

Das alles verschweigen die Polit-Sängerknaben in ihren Lobeshymnen auf die »Solidargemeinschaft Kassenmedizin«. Warum Betrug? Weil für schlechte Arbeit gutes Geld verlangt wird.

Warum Patientendrache? Weil die Neuzeit-Medizin mit ihrer Rabiat-Strategie die Gesundheit bedroht und zerstört, statt sie zu schützen.

Die Begründung für all dies steht in dem Buch »Der Meineid des Hippokrates – Von der Verschwörung der Ärzte zur Selbstbestimmung der Patienten«. 500 000 D-Mark sammelten sich an, wenn die Pflichtbeiträge eines Bundesbürgers für die Krankenkasse von Arbeitnehmer und Arbeitgeber bei dem derzeitigen Durchschnittsverdienst von DM 3000,– brutto in durchschnittlich 35 Arbeitsjahren auf einem Sparkonto mit Zins und Zinseszins gutgeschrieben würden. Das hat ein Statistiker ausgerechnet. Gott sei Dank liegt die Kassenmedizin endlich in den letzten Zügen. Der Bundesgesundheits(-Kosten-Spar-)Minister versucht verzweifelt, den Bankrott abzuwenden. Es wird ihm nicht gelingen. Und die Ärzteführer sind eifrig dabei, die Sargnägel fürs Drachengrab miteinzuschlagen.

Ärztekammer-Präsident Dr. med. Karsten »Vilmar hält Streik der Kassenärzte nicht mehr für ausgeschlossen«. Das stand auf der Titelseite der Ärztezeitung 10./11. 92. Man will den Gesundheitsminister erpressen, zum Rückzug nötigen. Wenn's ans Eingemachte geht, pfeifen die Ärzteführer sogar auf ihre heilige Dreifaltigkeit: Ehre, Würde und edle Überlieferung. Dann drohen sie sogar mit Streik. Das in Hartmanns-Manier Selbsteingemachte heißt: Kassenarztrecht auf Selbstverwaltung.

Man hat sie zur freiheitlichen Edelvokabel hochgejubelt, die Selbstverwaltung. Wenn Menschen Engel wären, würde es damit wahrscheinlich auch klappen. Kassenärzteführern werden die Augen feucht, wenn sie auf ihren Festreden das Wort Selbstverwaltung über die Lippen ins Kassenarztvolk senden. Mir auch, aber aus einem anderen Grunde. Denn ich definiere: Selbstverwaltung ist Selbstherrschaft einer Selbstvereinigung zu Lasten anderer mit Selbstbedienung und Selbsthilfe zur Selbstbefriedigung der Selbstliebe aus übersteigertem Selbsterhaltungstrieb unter Selbstkontrolle in Selbstgerechtigkeit.

Die Kassenmedizin lebt von dem Extrem staatlich genehmigter und geschützter Selbstverwaltung, genannt »Körperschaft öffentlichen Rechts«. Die Selbstherrschaft der Kassenarztführer hat die Kassenmedizin weithin zum unkontrollierbaren und unkontrollierten Selbstbedienungsladen zu Lasten der Kassenpatienten gemacht. Davon profitieren die Kassenärzte nicht allein, sondern auch die Krankenkassen und die Medizin-Industrie sonst. Aber der Schwarze Peter für die gesamte Kassenmedizin-Misere und die Kostenexplosion ohne Ende liegt allein bei den Ärzteführern und natürlich auch bei denen, die sie gewählt haben. Wer könnte es am raschesten ändern? Die Justiz! Die Gesundheit eines Volkes ist so gut und immer so schlecht, wie seine Rechtshüter es den Schulmedizin-Führern erlauben.

Die weitaus meisten Apparat-Diagnosen, Rezeptverordnungen, Operationen, Röntgenbestrahlungen etc. sind nach unseren Gesetzen Straftaten, weil es in aller Regel am rechtswirksamen Einverständnis fehlt. Jede Röntgenaufnahme ist eine strafbare Körperverletzung, wenn die Anzeigestellung dazu nicht kritisch genug war und der Patient nicht eingehend über die Risiken aufgeklärt wurde. Gleiches gilt für jede Operation, auch bezogen auf die Größe einer Operation. Jedes rezeptpflichtige Medikament ist ein Gift und strafbare Vergiftung, wenn der Patient nicht in verständlicher Form über das Nutzen-Schaden/Risiko/

Unkosten-Verhältnis aufgeklärt wurde. Falls solche angeblichen Gesundheitshilfen mit dem Tod enden, ist dies Körperverletzung mit Todesfolge oder sogar fahrlässige Tötung. Tödliche Operationen aus Ruhmsucht und/oder Geldgier sind Mord.

Es wird höchste Zeit, daß sich unsere Justiz mehr für den Schutz der Patienten engagiert. Staatsanwälte müßten nach dem Legalitätsprinzip bei jedem Verdacht auf eine strafbare Handlung von Amts wegen ermitteln und anklagen. Tun sie das? Nein! Selbst in Extremfällen begnügt man sich mit gutachtlichen Stellungnahmen von Gerichtsmedizinern, die schon aus sachlichen Gründen stets inkompetent sind. Darüber hinaus ist man viel zu sehr bereit, offensichtliche Kollegen-Schutzgutachten als Entschuldigungsgrund zu werten.

Aus Patientensicht leben wir nicht in einem »Demokratischen Rechtsstaat«. Die Patienten müßten sich ihr Recht in Zivilprozessen einklagen, die sie in aller Regel gar nicht bezahlen können. Im Schnitt dauern derartige Zivilprozesse sieben Jahre. Nur Begüterte können sich solche Prozesse leisten. Die aber sind eher weniger auf die rechtmäßige Entschädigung angewiesen. Der Patient hat die volle Beweislast, wenn er einen schuldhaften Arztfehler (= Kunstfehler) behauptet. Vor etwa einem Jahr tat sich Licht am Patientenhorizont auf. Im Vereinigten Europa sollte es eine Umkehr der Beweislast geben. Aber diese Hoffnung ist inzwischen schon wieder vom Tisch. Die Ärzteführer-Lobby hat sich durchgesetzt. Patienten haben keine Lobby!

Nur die Kassenmedizin ist schuld, daß es eine 6-Klassen-Medizin gibt. Am wenigsten beklagen können sich die »Nullklasse-Patienten«. Dazu gehören die Spitzenpolitiker von Bund, Ländern und Gemeinden, die Kirchenfürsten und die Mächtigen sonst im Lande. Sie alle haben ihre Leibärzte, Schulmedizin-Führer versteht sich. Diese betreuen sie als »Patientenärzte aus Liebe«, allerdings nicht im paracelsischen Sinne, sondern aus Liebe zu Macht, Ruhm und Geld. Da können sie ihren Nullklasse-Patienten keinen Wunsch abschlagen. Daß sie trotzdem oft unnötig bös verstümmelt, vergiftet und öfters auch umgebracht werden, merken die nicht, weil sie SIMPs sind = schlecht informierte medizinblindgläubige Patienten.

Es folgen in der Versorgungsqualität die Prviatpatienten 1. und 2. Klasse. Ohne Frage sind sie in der Regel weit besser dran als die Kassenpatienten der 3. bis 5. Minusklasse. Aber manchmal gilt das umgekehrte Sprichwort: Weil du reich bist, mußt du früher sterben. Oder: Weil du reich bist, schneiden wir dir ein größeres Stück ab. Kassenpatienten rangieren am Ende der 6-Klassen-Medizin. Zur 5. Klasse muß man jene rechnen, die in den Universitätskliniken und Akademischen Lehrkrankenhäusern zu reinen Versuchskaninchen degradiert werden, mißbraucht als Objekte für »Prospektive randomisierte Doppelblindstudien«. In aller Regel gehören die Verantwortlichen für solche klinischen Studien auf die Anklagebank als Vergifter, Körperverletzer und/oder Töter in Serie, weil in aller Regel das rechtswirksame Einverständnis der menschlichen Versuchskaninchen fehlt. Wenn die Patienten über das Nutzen-Schaden/Risiko/Unkosten-Verhältnis in ähnlicher Weise aufgeklärt würden, wie es auf den Waschzetteln für Medikamente geschieht, um sich gegen Schadensersatzforderungen abzusichern, würden sich die weitaus meisten Patienten als Versuchsobjekt verweigern.

Wir brauchen dringend Prozesse gegen die für die Straftat in Serie, genannt klinische Studie, verantwortlichen Schulmedizinführer. Denn die Doppelblindstudien sind aus Patientensicht die schrecklichste Erfindung zu ihren Lasten in der Medizingeschichte überhaupt.

Wieweit die Kassenpatienten der 3. und 4. Minusklasse zuzurechnen sind, hängt von den Umständen ab. In der Regel sind Kassenpatienten in den Kliniken vor allem Lernobjekte für Arzt-Lehrlinge und -Gesellen. Es gibt nach wie vor das Prinzip der Treppauf-Versorgung. Zuerst versucht sich der Lehrling an den »menschlichen Übungspuppen«, dann der Geselle. Selten oder nie kümmert sich der Meister ausreichend um sie. Die Lehrlinge brauchen Pflichtübungen für den Operationskatalog. Wer Allgemein-Chirurg werden will, muß mindestens ein paar Dutzend Blinddarm-Wurmfortsätze amputiert haben. Zum Facharzt für Gynäkologie braucht es eine große Zahl Gebärmutter-Entfernungen, zu dem für Urologie entsprechend viele Prostata-Verstümmelungs-Operationen und und und.

Die Gebührenordnungen der Kassenmedizin sind auf Fließbandversorgung sowie Technik- und Apparate-Medizin programmiert. Wer als Kassenarzt keine Hoppla-hopp-Sprechstunden macht und nicht am laufenden Band Labor- und Technik-Leistungen anordnet und abrechnet, macht pleite. Das alles ist Betrug, weil der Patient nach Kassenmedizin-Statuten nur das bekommen darf, was für seine Gesundheit notwendig und ausreichend ist. Ein Kassenarzt, der aber nicht ständig betrügt, macht Konkurs.

Kassenmedizin ist Medizin-Diktatursozialismus. Diktatursozialismus heißt: Enteignung des Privateigentums zu Gunsten der Machthaber, die weithin in Saus und Braus leben und ihre Untertanen versklaven. Genau so ist es in der Kassenmedizin, jedenfalls in vieler Beziehung. Die Zwangsbeiträge der Kassenmitglieder werden von den Kassenärzten und den Krankenkassen selbst verwaltet. Das funktioniert dann wie folgt: Wenn einem Patienten mit einem kleinen Krebsherd in der Prostata die totale Entmannungs-Operation in Form der Radikaloperation angeboten wird, genehmigen die Krankenkassen diese Verstümmelungsprozedur sofort. Ein Kassenpatient, der sich aber nicht verstümmeln lassen will und dem eine nichtoperative Behandlung mit weit größeren Erfolgschancen angeboten wurde, muß diese Behandlung selbst bezahlen, obwohl sie viel weniger kostet als die Entmannungs-Operation. Solche Krankenkassen-Willkür erleben wir in jeder Sprechstunde. Krankenkassenführer machen sich zum Handlanger über (lebenswertes) Leben und Tod ihrer Zwangsmitglieder. Dies ist eine himmelschreiende Ungerechtigkeit.

Kassenmedizin behindert den Fortschritt. Nur das, was die Schulmedizin lehrt, bekommt das Prädikat »wissenschaftlich allgemein anerkannt«, auch dann, wenn es mehr schadet als nutzt. Die Neuzeit-Schulmedizin praktiziert eine Rabiat-Strategie, die vielfach weder wissenschaftlich allgemein anerkannt, noch überhaupt wissenschaftlich begründet ist. Trotzdem rangiert sie vor jeder behutsamen Gesundheitshilfe, für die dem Patienten ein Kostenersatz verweigert wird.

Es wird allerhöchste Zeit, daß die Kassenmedizin in der Hölle verschwindet. Wir brauchen eine Private Gesundheitshilfe-Versicherung für alle mit einer Basis-Versicherung als Pflicht, damit endlich die 6-Klassen-Medizin aufhört. Ich bin sicher, daß sie sich mit zehn Prozent des jetzigen Brutto-Arbeitsverdienstes – statt wie jetzt 12 bis 13 Prozent – bezahlen ließe, wenn die Bevölkerung über gute und schlechte Medizin umfassend und verständlich aufgeklärt würde.

25 Prozent der Versicherungsprämie sollten auf einem Sparkonto für den Versicherten gutgeschrieben werden müssen, wobei in Zukunft jeweils 25 Prozent der Gesundheitshilfe-Kosten von diesem Konto mitzubezahlen wären. Einen stärkeren Anreiz für Gesundfleiß, Sparsamkeit und Rechnungskontrolle kann es nicht geben. Eine sanfte Selbstbeteiligung in dieser Form belastet die Patienten nicht. Andererseits reichte die Größenordnung der Selbstbeteiligung aus, um den Krankenversicherern endgültig das Recht einer Kostenersatzverweigerung wegen angeblicher Unwissenschaftlichkeit etc. abzuerkennen. Hier wird zur Zeit böser Mißbrauch zu Lasten der GIMPs, der gut informierten mitdenkenden Patienten betrieben. Denn die verweigern sich der schulmedizinischen Rabiat-Strategie. Dafür werden sie dann von ihren Krankenkassen durch Kostenersatzverweigerung bestraft.

»Die Krankheit ist eine zu wichtige Angelegenheit, als daß man sie den Ärzten überlassen dürfte.«
Henry de Montherlant

Dr. Gerhard Buchwald

Die fürchterlichen Zahlen der neuen Impfschadensstatistik

Viele Jahrzehnte lang sind vom alten »Reichsgericht« in Leipzig alle Klagen verzweifelter Eltern, deren Kind durch eine Impfung getötet oder auf's schwerste geschädigt worden war, mit der Begründung abgelehnt worden: »Dieses Opfer müsse vom einzelnen bzw. von seiner Familie im Interesse der Gesamtheit getragen werden.«

In der Kaiserzeit, in der Weimarer Republik, in der Hitlerzeit und auch anfangs nach Gründung der Bundesrepublik wurde diese Meinung vertreten. Dieser juristische Grundsatz änderte sich erst, nachdem im Jahr 1953 der Bundesgerichtshof in Karlsruhe ein Urteil erließ (BGH III ZR 208/51 vom 19. 2. 1953), in dem er den Staat zu Entschädigungsleistungen verurteilte. Dieses Urteil erforderte gesetzliche Regelungen, worauf die Bundesländer entsprechende Impfschadensgesetze erließen. Die Gesetze waren von Land zu Land verschieden. Sie bewirkten einesteils kaum eine Wiedergutmachung begangenen Unrechtes, anderenteils aber lösten sie wegen der Unterschiedlichkeit große Veränderungen unter den Betroffenen aus. In dem darauffolgenden Jahr (1954) erschien – ausgehend von der »Deutschen Volksgesundheitsbewegung e. V.« – im Medizinal-politischen Verlag Hilchenbach eine Dokumentation »Neuere Impfschäden« mit der Schilderung von 100 Fallbeispielen, deren Impfschäden zum Tode führten. Aus dieser Deutschen Volksgesundheitsbewegung e. V. ist in den folgenden Jahren der »Schutzverband für Impfgeschädigte e. V.« hervorgegangen.

Zwar hatte es schon in der Kaiserzeit Gesetze zur »Bekämpfung gemeingefährlicher Krankheiten« gegeben, die letzten Jahre des Zweiten Weltkrieges sowie die Nachkriegssituation mit ihrem enormen Anwachsen der Erkrankungs- und Todesfallzahlen ansteckender Krankheiten machten einheitlichere Bekämpfungsmaßnahmen notwendig. Nach längeren Beratungen wurde daher 1961 das »Bundes-Seuchengesetz« erlassen. Der Paragraph 3 gliedert sich in 5 Unterabsätze, wobei im Absatz 1 diejenigen Erkrankungen genannt werden, bei denen Krankheitsverdacht, Erkrankung sowie Tod meldepflichtig sind. Bei den in Absatz 2 genannten Infektionskrankheiten sind Erkrankungen und Tod meldepflichtig. Absatz 3 umfaßt Krankheiten, bei denen nur noch ein Todesfall meldepflichtig ist. Hierzu gehören Virusgrippe, Keuchhusten, Masern, Puerperal-Sepsis und Scharlach. Absatz 4 betrifft die Meldepflicht von Ausscheidern. Der Absatz 5 befaßt sich mit der Tollwut.

Der damalige Vorsitzende des »Schutzverbandes für Impfgeschädigte e. V.«, Hermann Forschepiepe aus Hilchenbach/Siegerland, hat sich sehr bemüht, daß in dieses Gesetz auch ein Absatz über die Meldepflicht von Impfschäden aufgenommen wird – vergeblich.

Die Länder errichteten Statistische Landesämter. In Wiesbaden entstand das Statistische Bundesamt. Dort laufen die Fäden zusammen. Als Folge des Gesetzes kamen aus Wiesbaden erstmalig genaue und verläßliche Zahlen. Alle vor dieser Zeit genannten Zahlen waren mehr oder weniger Schätzungen bzw. Phantasiezahlen. Lediglich bei einigen Infektionskrankheiten waren einigermaßen zuverlässige, länger zurückreichende, amtliche Zahlen – meist über Todesfälle – vorhanden.

Woran bei Inkrafttreten des Bundes-Seuchengesetzes wahrscheinlich niemand gedacht hatte, zeigte sich in der Folgezeit: Alle Infektionskrankheiten ließen einen vollkommen gleichmäßigen Rückgang erkennen und zwar so gleichmäßig, daß man aus dem Kurvenverlauf beispielsweise der ersten zehn Jahre den Nullpunkt errechnen konnte, bzw. dieser Nullpunkt war auf einer statistischen Kurve direkt ablesbar. Die Schulmedizin hat von diesen Zahlen des Statistischen Bundesamtes kaum Gebrauch gemacht, daher konnten zu den verschiedensten Infektionskrankheiten in den folgenden Jahren eine Impfung nach der anderen entwickelt und eingeführt werden. Wahrscheinlich wurden diese statistischen Kurven nirgendwo veröffentlicht, weil aus ihrem Verlauf die Unnötigkeit der Einführung entsprechender »Schutz«-Impfungen abzulesen war.

Bei allen Impfungen ist nach Einführung behauptet worden, sie seien wirksam und ungefährlich – und stets mußte diese Behauptung berichtigt werden: Impfschäden wurden in zunehmender Zahl gemeldet. Dabei kamen die Erstveröffentlichungen meist aus dem Ausland, während die Verantwortlichen in Deutschland weiterhin behaupteten, die entsprechenden Impfungen seien ungefährlich.

Alle Versuche des »Schutzverbandes«, Zahlenmaterial über die durch Impfungen getöteten oder geschädigten Kinder zu erhalten, schlugen fehl. Zwar mußten alle tödlichen Impfzwischenfälle – zunächst dem Kaiserlichen Gesundheitsamt, in der Weimarer Republik und in der Hitlerzeit dem Reichsgesundheitsamt und seit Bestehen der BR Deutschland dem Bundesgesundheitsamt in Berlin – gemeldet werden, jedoch sind von dieser Behörde alle diesbezüglichen Anfragen mit der Behauptung abgewiesen worden, es lägen keine Zahlen vor. Entsprechende Anfragen an das Gesundheitsministerium führten zu der Mitteilung, Impfen sei ausschließlich Ländersache. Schrieb der Schutzverband aber die Bundesländer an, so gab es die Mitteilung, für statistische Angaben sei das Gesundheitsministerium in Bonn zuständig. Da nun diese unterschiedlichen Kompetenzen zu Ungerechtigkeiten und Verärgerungen bezüglich der Anerkennung, aber auch der Entschädigungsleistungen führten, wurde versucht, im sogenannten »Zweiten Gesetz zur Änderung des Bundes-Seuchengesetzes« einheitliche Regelungen zu treffen. Das Bundes-Seuchengesetz trat am 1. Januar 1962 in Kraft, das »Zweite Gesetz zur Änderung des Bundes-Seuchengesetzes« wurde am 25. August 1971 erlassen.

In diesem Gesetz befassen sich die Paragraphen 50 und 51 mit der Begriffsbestimmung »Impfschaden« bzw. mit den nach amtlicher Anerkennung erfolgenden Entschädigungsleistungen. Damit war der Schutzverband sehr einverstanden, nicht aber mit der Bestimmung, daß bei Streitigkeiten von jetzt an nicht mehr die ordentlichen Gerichte, sondern die Sozialgerichte zuständig seien. Bei den ordentlichen Gerichten galt immer der Grundsatz: »in dubio pro« (= »im Zweifel für«), während bei den Sozialgerichten ein Antragsteller »beweispflichtig« ist. Jedem Mörder und jedem Verbrecher muß seine Schuld nachgewiesen werden. Vor den Sozialgerichten aber muß ein von Krämpfen geschütteltes, gelähmtes, nicht sprechen könnendes Kind beweisen, daß eine Impfung – und nur die Impfung – Ursache seines Schadens ist; es muß diesen Beweis gegen die Ärzte der Versorgungsbehörden bzw. gegen Gutachter, die den Versorgungsbehörden genehm sind, durchsetzen. Die Gutachter waren meist Impfanstaltsleiter, jedenfalls Ärzte, die an Impfungen verdienten. Für die Schulmedizin galt der Grundsatz, in jedem eingereichten Impfschadensantrag einen »Angriff auf die Vakzination« zu sehen. Es galt als oberste Aufgabe, besonders der Impfanstalten, diese Angriffe abzuwehren. Da für Abwicklung der gestellten Impfschadensanträge und für deren Entschädigungen nach den Bestimmungen des Zweiten Änderungsgesetzes die Versorgungsbehörden zuständig waren, glaubte damals der Schutzverband, darin eine positive Entwicklung sehen zu können. Die Versorgungsbehörden unterstanden dem Arbeitsministerium, sie waren straff organisiert, und es bestand eine Meldepflicht vom Versorgungsamt zum Landesversorgungsamt und weiter bis zum Ministerium für Arbeit. Hermann Forschepiepe glaubte damals, es müsse nun endlich gelingen, über das Ministerium für Arbeit in Bonn genaue Zahlen über Impfschäden zu erhalten. Nach mehreren Anfragen wurde die Meldepflicht von den Landesversorgungsämtern zum Ministerium für Arbeit aufgehoben. Von Bonn aus konnte wiederum darauf verwiesen werden, daß derartige Zahlen nicht vorhanden seien.

Nach dem Tod von Hermann Forschepiepe habe ich in den folgenden Jahren versucht, genaue Zahlen über die von Versorgungsbehörden bekannten Impfschadensfälle zu erhalten. Deshalb schrieb ich die elf Landesversorgungsämter an und bat um Übermittlung der Zahlen. Ob es Absicht oder Zufall war, kann ich nicht sagen, aber viele Jahre lang ist es mir nicht gelungen, die Zahlen von allen elf Landesversorgungsämtern zu erhalten, mal war es Arbeitsüberlastung, mal war es Personalmangel, aber stets fehlte das eine oder das andere Versorgungsamt. 1986 hatte ich Zahlen von zehn Landesversorgungsämtern beisammen, es fehlte nur noch Bayern. Damals mußte ich mit dem Zug von Hof nach München zu einer Gerichtsverhandlung fahren. Auf dieser D-Zug-Fahrt befand ich mich mit einem mir bekannten bayerischen Landtagsabgeordneten allein im Abteil. Ich berichtete diesem vom Ärger mit dem Landesversorgungsamt Bayern. Ihm gelang es, mir die bayerischen Zahlen zu übermitteln. So konnte ich 1986 erstmalig eine Aufgabe erfüllen, die m. E. die Schulmedizin oder die Staatsmedizin hätte erfüllen müssen: Ich konnte Zahlen über die bei den Versorgungsbehörden bis dahin eingereichten, abgelehnten und anerkannten Impfschadensanträge zusammenstellen sowie für das Jahr 1986 eine genaue Jahresstatistik über eingereichte, abgelehnte und anerkannte Impfschadensmeldungen. Als 1987 ein anderes Landesversorgungsamt Schwierigkeiten machte, wurde ich massiv und ließ wissen, daß ich mich mit allen Mitteln beschweren würde, weil ich kein Verständnis dafür hätte, daß dasselbe Versteckspiel wieder beginnen solle, nachdem ich die Zahlen von 1986 veröffentlicht hatte. Daraufhin erhielt ich die Zahlen. Seitdem konnte ich diese Statistiken jedes Jahr weiterführen und in irgendeiner Zeitschrift veröffentlichen.

In der ersten Februarwoche 1992 schrieb ich mit gleichlautendem Schreiben die elf Landesversorgungsämter an. Dort kannte man inzwischen meine jährlichen Anfragen, daher gaben mir viele Landesversorgungsämter die Zahlen telefonisch durch. Das Landesversorgungsamt Berlin berichtete, daß in den neuen Bundesländern die Versorgungsverwaltungen aufgebaut seien und daß ich auch dort die Zahlen erhalten könne. Die Anschriften der Landesversorgungsämter der fünf neuen Bundesländer wurden mir gleich mitgeteilt. Noch im Februar bat ich die Landesversorgungsämter der neuen Bundesländer um Übermittlung der Zahlen.

Zunächst mußte ich fast vier Wochen auf Antwort warten. Dann erhielt ich nacheinander fünf, dem Sinne nach gleichlautende Schreiben, in denen ich gefragt wurde, welche »Rechtsgrundlagen« meine Anfragen haben. Sachsen-Anhalt schrieb: »Eine gesetzliche Offenbarungsbefugnis unsererseits Ihnen gegenüber haben Sie nicht dargelegt.«

Ich teilte mit, daß es ein »Recht des freien Bürgers sei, derartige Zahlen zu erhalten.«

Nun erhielt ich fünf, wiederum fast gleichlautende Schreiben, in denen mitgeteilt wurde, die Zahlen könnten nicht genannt werden, da die entsprechenden Behörden »Geheimnisträger« seien und es sich um »geheime Sozialdaten« handele.

Ich schrieb zurück und fragte an, ob sie nicht gemerkt hätten, daß die Zeit der Geheimnisträger vorbei sei.

Daraufhin erhielt ich erneut fünf, etwa gleichlautende Schreiben, in denen meine Bitte mit der Behauptung abgelehnt wurde, dies sei nach den Datenschutzbestimmungen nicht möglich.

Jetzt teilte ich mit, daß unter den Datenschutz persönlichkeitsbezogene Daten, jedoch keine statistischen Zahlen fallen.

In diesem Schreiben bin ich etwas deutlicher geworden und habe meiner Verwunderung darüber Ausdruck verliehen, daß in den neuen Bundesländern belanglose Dinge verzögert würden und daß ich den Verdacht habe, es seien noch »die alten Bremser« am Werk. Sachsen und Thüringen entschuldigten sich daraufhin bei mir und teilten mir die gewünschten Zahlen mit. Die drei restlichen Landesversorgungsämter lehnten weiterhin ab. Daraufhin machte sich eine Beschwerde beim Ministerium für Gesundheit in Mecklenburg-Vorpommern, Brandenburg und Sachsen-Anhalt notwendig, worauf ich die Zahlen von Mecklenburg-Vorpommern erhielt. Auch Brandenburg und Sachsen-Anhalt teilten mir einige Zahlen mit, gleichzeitig aber erhielt ich merkwürdige Briefe von den entsprechenden Leitern der Versorgungsämter, in denen diese ihre Mitarbeiter in Schutz nahmen. Sie verlangten, daß ich mich bei ihren Mitarbeitern entschuldigen solle, behaupteten, ich sei »maßlos in der Wortwahl gewesen und in der Sache völlig unzutreffend«. Brandenburg sprach von »Kolonial-Attitüden Westdeutscher«.

Immerhin konnte ich jetzt die Tabellen zusammenstellen. Zwar lassen sich die Zahlen nicht ohne weiteres in mein bisheriges Schema einbauen. Es mag daran liegen, daß nach den bisherigen gesetzlichen Bestimmungen der ehemaligen »DDR« die Deutsche Versicherungs-AG (DVAG) für die Entschädigung von Impfschäden zuständig war. Diese Versicherungs-AG ist nach der Wende von der »Allianz« übernommen worden; alle unter das Bundes-Seuchengesetz fallenden »Zahlfälle« wurden an die Versorgungsbehörden abgegeben (nicht aber alle Antragstellungen). Es wird daher in der ehemaligen »DDR« nicht möglich sein, die

Gesamtzahl der eingereichten Impfschadensfälle zu ermitteln. Ich hatte auch den Eindruck, daß die Behörden daran nicht interessiert sind.

In seinen bei J. A. Bartl, Leipzig, 1981 erschienenen Buch: »Atypische Verläufe nach Schutzimpfungen« hatte S. Dittmann berichtet, daß in der ehemaligen »DDR« von 1946 bis 1976 2093 Impfschadensanträge eingereicht wurden, davon sind 1902 (93%) anerkannt worden und nur 191 (7%) wurden abgelehnt.

Trotz mehrfacher Anfragen bei den neuen Versorgungsämtern ist es nicht gelungen, die jetzt übermittelten Zahlen mit den Dittmann'schen Zahlen in Übereinstimmung zu bringen.

Es bleibt zu hoffen, daß nach einer gewissen Anlaufzeit die Möglichkeit besteht, auch von den Versorgungsbehörden der neuen Bundesländer verläßliches Zahlenmaterial zu erhalten.

Nach vier Monate langem, m. E. völlig überflüssigem Schriftverkehr, der Zeit, Kosten und Ärger mit sich brachte, konnte ich dann nach dem bisherigen Schema die Tabellen über die Impfschadensfälle aller jetzigen 16 Bundesländer zusammenstellen.

Nach Fertigstellung der Tabellen[*] (vgl. S. 104 bis 107) war ich in einigen deutschen Städten und habe dort auf Einladung verschiedener Vereine und Organisationen Vorträge über Impffragen und Impfschädigungen gehalten. Ich gebe zu, daß es mich sehr gereizt hätte, z. B. in Bonn oder in Gelsenkirchen, diese Tabellen in meine Vorträge einzubauen. Ich habe mir aber gedacht, mein alter und hochverehrter Freund, Max Otto Bruker, ist nicht nur der »Fels in der Brandung«, wenn es darum geht, zu irgendwelchen medizinischen Fragen die Wahrheit zu sagen, sondern er ist sicherlich auch ein deutscher Patriot, der sich 1989 darüber gefreut hat, daß nun die Pommern, die Brandenburger, die Mecklenburger sowie die Sachsen und Thüringer wieder mit uns in einem gemeinsamen Staat leben. Die Erstveröffentlichung dieser Tabellen, in denen erstmalig die Impfschadenszahlen der alten und neuen Bundesländer – wenn auch nicht völlig, sondern vielleicht nur andeu-

---

[*] Zu Gunsten der Übersichtlichkeit plazierten wir die Tabellen an das Ende des Beitrags (Der Herausgeber).

tungsweise – aufgeführt wurden, sollen erstmals in der Festschrift für Dr. Bruker veröffentlicht werden. Wenn auch der Leitgedanke Ihres ärztlichen Handelns, verehrter Dr. Bruker, das Wort ist: »...die höchste Arznei aber ist die Liebe«, so steht bei Ihnen – wenn ich das richtig beurteile – gleich dahinter Ihr Streben nach der Wahrheit. Ich bitte Sie, meine Tabellen als ein »Streben nach der Wahrheit« aufzufassen. Es ist mein Geburtstagsgeschenk für den »Senior der Querdenker«. Ich würde mich freuen, wenn diese Tabellen Ihr Interesse finden würden. Die Zahlen sind fürchterlich genug: 10650 eingereichte, 6134 abgelehnte Anträge, aber 2849 als »entschädigungspflichtiger Impfschaden« anerkannte Fälle!

Ich hoffe, daß uns Max Otto Bruker noch viele Jahre an die Grundsätze ärztlichen Handelns – Liebe, Wahrheit und »primum nil nocere« – erinnern kann.

Impfschadens-Statistik Deutschlands. (Alte und Neue Bundesländer)
Für das Jahr 1991
Stichtag: 30. 12. 1991

Bundesland	eingereichte Anträge	abgelehnte Anträge	anerkannte Fälle	unerledigte Anträge	aus sonstigen Gründen erledigte Anträge
Bremen	0	0 = 000%	0 = 000%	0	0
Saarland	2	1 = 50%	0 = 000%	0	1
Hamburg	6	7 = 116%	0 = 000%	3	0
Mecklenb.-Vorpom.	39	2 = 005%	4 = 10%	72	0
Schleswig-Holstein	6	7 = 116%	6 = 100%	7	0
Brandenburg	156	7 = 12%	4 = 7%	200	11
Thüringen	44	0 = 000%	0 = 000%	37	7
Sachsen-Anhalt	18	0 = 000%	0 = 000%	18	0
Berlin (West)	4	2 = 50%	0 = 000%	5	0
Berlin (Ost)	71	3 = 4%	5 = 7%	53	15
Rheinland-Pfalz	14	11 = 78%	2 = 14%	16	0
Sachsen	296	8 = 3%	98 = 33%	190	0
Hessen	12	10 = 83%	2 = 16%	29	0
Niedersachsen	18	13 = 72%	3 = 16%	29	6
Baden-Württemberg	42	41 = 97%	4 = 9%	29	12
Bayern	38	15 = 39%	10 = 26%	69	5
Nordrhein-Westfalen	51	39 = 76%	7 = 13%	51	6
Deutschland	829	116 = 20%	145 = 17%	808	63

Quelle: Landesversorgungsämter

Tabelle 1: Jahresstatistik 1991

Anzahl der bei den Versorgungsämtern der Bundesrepublik Deutschland eingereichten Anträge, ein bestehendes Leiden als »entschädigungspflichtigen Impfschaden« anzuerkennen
Stichtag: 30.12.1991

Bundesland	Einwohnerzahl	Anzahl der eingereichten Anträge	1 Impfschaden pro Einwohnerzahl
Bremen	674 000	82	8 000
Saarland	1 065 000	205	5 000
Hamburg	1 626 000	201	8 000
Mecklenburg-Vorpommern	1 964 000	90	21 000
Schleswig-Holstein	2 595 000	617	4 200
Brandenburg	2 641 000	175	15 000
Thüringen	2 684 000	80	33 000
Sachsen-Anhalt	2 965 000	840	3 500
Berlin	3 410 000	675	5 000
Rheinland-Pfalz	3 702 000	553	6 500
Sachsen	4 901 000	371	13 200
Hessen	5 661 000	1 111	5 000
Niedersachsen	7 284 000	449	16 000
Baden-Württemberg	9 619 000	1 362	7 000
Bayern	11 221 000	1 594	7 000
Nordrhein-Westfalen	17 104 000	2 245	7 600
Deutschland	79 113 000	10 650	7 500

Quelle: (Einwohnerzahlen): Statistisches Jahrbuch 1991
(Impfschadensfälle): Landesversorgungsämter

Tabelle 2: Eingereichte Impfschadensanträge

Anzahl der von den Versorgungsämtern der Bundesrepublik Deutschland abgelehnten Anträge, ein bestehendes Leiden als »entschädigungspflichtigen Impfschaden« anzuerkennen
Stichtag: 30.12.1991

Bundesland	Einwohnerzahl	Anzahl der abgelehnten Anträge	Prozentzahl der Ablehnungen
Bremen	674000	45	54%
Saarland	1065000	125	60%
Hamburg	1626000	158	78%
Mecklenburg-Vorpommern	1964000	2	2%
Schleswig-Holstein	2595000	334	54%
Brandenburg	2641000	2	1%
Thüringen	2684000	0	0%
Sachsen-Anhalt	2965000	0	0%
Berlin	3410000	574	85%
Rheinland-Pfalz	3702000	288	52%
Sachsen	4901000	8	2%
Hessen	5661000	658	59%
Niedersachsen	7284000	321	71%
Baden-Württemberg	9619000	984	72%
Bayern	11221000	898	53%
Nordrhein-Westfalen	17104000	1737	77%
Deutschland	79113000	6134	57%

Quelle: (Einwohnerzahlen): Statistisches Jahrbuch 1991
(Impfschadensfälle): Landesversorgungsämter

Tabelle 3: Abgelehnte Impfschadensanträge

Anzahl der von den Versorgungsämtern der Bundesrepublik Deutschland anerkannten Anträge, ein bestehendes Leiden als »entschädigungspflichtigen Impfschaden« anzuerkennen
Stichtag: 30.12.1991

Bundesland	Einwohnerzahl	Anzahl der anerkannten Anträge	1 Impfschaden pro Einwohnerzahl
Bremen	674 000	32 = 39%	20 000
Saarland	1 065 000	55 = 26%	19 000
Hamburg	1 626 000	86 = 42%	18 000
Mecklenburg-Vorpommern	1 964 000	4 = 4,4%	491 000
Schleswig-Holstein	2 595 000	247 = 40%	10 000
Brandenburg	2 641 000	4 = 2,2%	660 000
Thüringen	2 684 000	0 = /	/
Sachsen-Anhalt	2 965 000	0 = /	/
Berlin	3 410 000	91 = 13%	20 000
Rheinland-Pfalz	3 702 000	176 = 32%	20 000
Sachsen	4 901 000	114 = 31%	43 000
Hessen	5 661 000	324 = 29%	17 000
Niedersachsen	7 284 000	280 = 62%	25 000
Baden-Württemberg	9 619 000	473 = 34%	19 000
Bayern	11 221 000	403 = 25%	27 000
Nordrhein-Westfalen	17 104 000	560 = 25%	29 000
Deutschland	79 113 000	2 849 = 26,7%	27 700

Quelle: (Einwohnerzahlen): Statistisches Jahrbuch 1991
(Impfschadensfälle): Landesversorgungsämter

Tabelle 4: Anerkannte Impfschadensanträge

»Alle Ursachen der Krankheiten kommen von außen und manifestieren sich dann über die Schauplätze des Seelischen und Körperlichen. Ich spreche lieber vom kranken Menschen als vom kranken Körper oder der kranken Seele. Bei jeder Krankheit ist der ganze Mensch krank. In jeder Krankheit liegt ein tieferer Sinn verborgen. Sie warnt den Menschen: ›Mein lieber Freund, irgend etwas stimmt nicht mit dir.‹«
Max Otto Bruker

Dr. Joachim Hensel

Sind Sie schon durchgecheckt?
Was technisches Denken und sprachlicher Ungeist mit unserer Einstellung zur Gesundheit zu tun haben

Ist Ihnen schon aufgefallen, daß sowohl Ihre Auto-Werkstatt als auch Ihr Arzt die gleichen Vokabeln benutzen, wenn sie von ihren Werkstücken oder von ihren Patienten sprechen? Wenn der Automechaniker vom »check-up« spricht, meint er eine technische Durchsicht des Motors und des Fahrzeugs. Der Arzt meint, wenn er »check-up« sagt, eine gründliche Untersuchung eines Patienten. Dabei ist dem Arzt allerdings das Wort »check-up« von den Krankenkassen und Standesvertretern diktiert worden, und zwar aus modischen Gründen. Zum ärztlichen Denken paßt dieses Wort nämlich gar nicht.

Die vom Arzt schon immer vorgenommene, gründliche Untersuchung eines Patienten soll mit dieser neuen Vokabel einen Anreiz bekommen und häufiger, auch von gesunden Menschen, vom Arzt verlangt werden. Wir wollen hier nicht untersuchen, ob das sinnvoll ist oder ob das nicht doch ärztliche Kollegen zum übermäßigen und überflüssigen Handeln verführt, was dem Patienten eher Schaden zufügen kann. Diese Untersuchung ist nun aber als viel propagierter »check-up ab 35« in ein begrenztes und starres Schema gepreßt worden; sie hat das Merkmal Gründlichkeit dabei gründlich eingebüßt. Ob das derjenige, der sich zum check-up meldet, auch weiß? Mir erscheint es so, als ob das Wort »das wollen wir einmal durchchecken« völlig unreflektiert durch unsere Sprache geistert. Ohne daß es richtig bemerkt worden ist, ist der wunderbare und vielgestaltige Organismus des Menschen mit seinen vielseitigen Äußerungen und Funktionen einer seelenlosen Maschine gleichgesetzt worden.

Nach der Untersuchung oder dem »check-up« kommt die Diagnose.

Dieses Wort haben sich die Automechaniker von den Ärzten entlehnt und für eine mechanisierte, automatische Überprüfung einer Maschine mit Fehlersuche und Fehlerfindung verwendet. Dabei verstehen wir Ärzte unter Diagnose einen Blick durch und hinter die Dinge (dia = durch) und eine Erkenntnis aus dieser Schau (gnosis = erkennen). Wie soll das bei einer Maschine wohl möglich sein? Was aber bewirkt es in unseren Köpfen, wenn wir das Wort Diagnose auch in der Autowerkstatt finden?

Wundert es uns Ärzte nun, daß sich junge Menschen bei uns vorstellen, um sich »durchchecken« zu lassen? Daß sie davon sprechen, es sei etwas »ausgerastet« oder »ticke nicht mehr richtig« oder sei »ausgeflippt«? Entwickelt sich aus diesem technischen Denken und diesem sprachlichen Ungeist nicht ein anderes Empfinden und eine andere Verantwortung für unseren Körper?

Haben denn all diejenigen, die mir sagen, ihre »Pumpe« sei nicht in Ordnung (und dabei ihr Herz meinen), nicht gelesen, daß es noch immer nicht gelungen ist, diese vermeintliche Pumpe nachzubauen, um sie zu ersetzen? Begreifen denn diese Menschen nicht, daß das unbegreifliche Wunderwerk Herz kein Motor ist, der mit TÜV- und ASU-Untersuchungen alle sechs Monate gecheckt läuft? Sondern daß es ein kostbarer Schatz ist, für den wir immer mehr tun müssen; so viel mehr, wie für unsere allgemeine Gesundheit und Lebensführung auch.

Wie sollen wir dem check-up-Kandidaten klarmachen, daß wir als Ärzte nur ganz wenige, fast winzige Äußerungen seines Körpers mit unseren Untersuchungsmethoden wahrnehmen können und daß uns ganz vieles verborgen bleibt von der Wunderwelt der Lebensprozesse? Wiegt er sich nicht in einer falschen Sicherheit nach seinem Diagnose-check-up? In einer Sicherheit, die ihm weitere Eigenverantwortung, sorgfältige Beobachtung und Pflege seines Körpers abnimmt?

Wie werden unsere jungen Ärzte, die jetzt die Universität verlassen, mit diesem Denken umgehen? Nach der intensiven naturwissenschaftlichen Ausbildung und dem Wissen, alles ist analysierbar, findbar und beherrschbar, werden sie diesen Vorstellungen folgen und weitere Analysenlisten aufstellen. Werden sie dann daraus nicht die Folgerung ziehen, man könne alles Machbare auch machen und alles Austauschbare auch austauschen, ohne Gefahr und ohne Folgen? Ein wahres menschliches Ersatzteillager ist ja schon auf der Liste: Augenlinsen, Gefäße, Schrittmacher, Gelenke aller Arten, Haut, Nieren, usw.

Ist es nicht merkwürdig, daß in einer Zeit, in der wir uns fast alle zu egozentrischen Einzelpersönlichkeiten mausern und unsere persönlichen Marotten ausgiebig pflegen, daß in dieser Zeit solch ein Gleichschaltungsgedanke um sich greifen kann? So als seien auch wir alle vom Fließband gelaufen. Und nur, weil wir alle die gleichen Jeans tragen, alle Hamburger essen und um dieselbe Zeit im Fernsehen alle »Dallas« sehen, sind wir auch alle die gleichen Persönlichkeiten?

Wer mich nach einem check-up fragt, dem kann ich nur sagen: »Ich kann dich mit niemandem vergleichen. Du bist so einmalig, du bist so besonders und so wertvoll, daß du in keines der auch nur vorstellbaren Schemata paßt. Ich will deinen Körper und alles, was ich von dir ansehen kann, genau betrachten und auch alle sinnvollen technischen Hilfsmittel einsetzen für diese Untersuchung. Aber dann müssen wir einen Behandlungs- und Lebensplan machen, der diese deine Befunde in dein Leben einbaut. Einen Plan, der sich an deiner Biographie, an deinen Temperamenten, an deinem Alter und dem Zustand deines Körpers orientiert. Das alles paßt in keine Liste.«

Haben Sie erkannt, wessen Diktion das ist? Ach würden doch die ärztlichen Kollegen aufmerksamer auf Dr. Max Otto Bruker hören, der uns das alles gelehrt hat. Würden sie doch erfassen, was er unter ganzheitsmedizinischer Betrachtungsweise versteht. Und was Dr. Bruker meint mit den ernährungsbedingten und lebensbedingten Krankheiten, von denen man so viele nicht hat, sondern sie sich holt! Sie würden dann erkennen, daß die Prävention, das heißt die Verhütung (und Früherkennung) von Krankheiten etwas völlig anderes ist als ein »check-up«, auf den sie alle so stolz sind. Dann würden sie sehen, daß die wichtigsten aller ärztlichen Tugenden mitmenschliche Ehrfurcht, Liebe und Achtung sind. Die Ehrfurcht vor allem Leben, die Liebe zum hilfsbedürftigen Nächsten und die Achtung seiner Persönlichkeit sind die Schlüssel zu aller Patientenführung und zugleich die entscheidende

Arznei in der Hand des Arztes. Ohne sie kann nichts gelingen, was dem Mitmenschen in seiner Individualität gerecht werden soll.

Mit diesen Voraussetzungen kann dann das Sprechzimmer des Arztes mit Recht noch Sprech-Zimmer heißen und der Behandlungsraum Be-Hand-lungsraum. So denkende Ärzte werden das Be-sprechen und das Be-hand-eln nicht verlernen und weiterhin ganz in den Mittelpunkt ihrer Tätigkeit stellen. All die grandiosen technischen Erfolge von Diagnostik und Therapie kommen trotzdem dem Patienten zugute, wenn sie nach der aufmerksamen Untersuchung für notwendig und richtig befunden werden. Als der wichtigste Bestandteil und Mittelpunkt allen ärztlichen Tuns steht aber das erklärende und leitende Gespräch mit dem Patienten und das helfende liebevolle Handanlegen am leidenden Menschen. Das alles muß aus der Situation heraus, die Persönlichkeit beachtend, ohne jedes Schema und voller Empathie (das heißt Mitleidensfähigkeit) geschehen.

Dieses Tun und Denken sollten wir Ärzte uns nicht nehmen lassen. Und wir sollten nicht erlauben, daß sich unsere Patienten durch törichtes, modisches Gerede und durch isoliertes technisches Denken falsche Beziehungen und Empfindungen zu ihrem eigenen Körper, zu ihrer Krankheit und Gesundheit aneignen können.

Gehen Sie als Arzt, als hilfesuchender Patient oder als gesundheitsbewußter Mitmensch bei Dr. Bruker in die Schule. Lernen Sie von seinem Denken und von seiner Sprache. Sie werden dann – so wie ich – ein neues, dankbares Verhältnis zu der wunderbaren Schöpfung Ihres Organismus bekommen. Sie werden wieder Sie selber und unverwechselbar. Der viel gepriesene »check up« wird Ihnen dann allerdings sehr banal vorkommen. Verlangen Sie mehr!

Dr. Christfried Preußler

Leben – Individuum – Gesundheit
Ausblick auf ein neues Gesundheitswesen

Eine Reformierung des Gesundheitswesens, das nahezu ausschließlich ein Symptombehandlungswesen ist, erscheint dringend erforderlich. Mit Hilfe der drei Begriffe »Leben«, »Individuum« und »Gesundheit« sollen im folgenden Anregungen gegeben werden, wo hierbei anzusetzen ist. Dabei wird sich zeigen, wie wertvoll die Erkenntnisse des Vordenkers Dr. Max Otto Bruker sind.

Die den sogenannten Naturwissenschaften und der gesamten westlich orientierten Zivilisation zugrundeliegende Geisteshaltung ist von einer materialistisch-reduktionistischen Sichtweise bestimmt. Materialistisch-reduktionistisch deshalb, weil die Erscheinungen unserer Welt mit Hilfe des Messens, Zählens und Wägens untersucht und auf ihren materiellen Aspekt reduziert werden. Nur eine Wahrnehmung dieser grundlegenden Geisteshaltung läßt einen die Gemeinsamkeiten so verschiedener Erscheinungen unserer Zivilisation wie zwanghaftes Kleben an der Steigerung des Bruttosozialproduktes in der Wirtschaft, Verarmung der zwischenmenschlichen Beziehungen, immer größere Spezialisierung der Wissenschaften oder Überhandnehmen der Apparatemedizin verstehen. In all dem zeigt sich eine zunehmende Entfernung und Entfremdung vom Leben. So wie die Wirtschaft primär auf Steigerung des Profits einiger weniger hin konstruiert ist, anstatt die Lebensbedürfnisse aller Beteiligter zu achten, so wie sich die technisierte Zivilisation an der Lebensrealität des einzelnen Menschen vorbeientwickelt, und wie die detailsuchenden Wissenschaften keinerlei Begriffe für die Ganzheit und Fülle alles Lebendigen haben, schieben sich auch in der Medizin immer mehr Apparate zwischen Behandler und Patient, geht das Gespür für die Qualität des individuellen Lebens immer mehr verloren. An der Wurzel dieser Erscheinungen, die in ihrer Gesamtheit die Zerstörung unseres Lebensraumes zur Folge haben, steht die Gespaltenheit des Menschen, der sich als getrennt von allen Mitmenschen, Mitgeschöpfen und der Mitwelt empfindet und auch so lebt.

Heilsam wäre die Kultivierung einer ganz anderen Lebenshaltung. Um die Lebendigkeit des »Du« zu erfahren, darf ich es nicht reduktionistisch als Objekt betrachten, sondern sollte mit Hilfe des Einfühlungsvermögens, der Empathie, versuchen, etwas von dessen innerer Wirklichkeit zu erfahren auf dem Wege einer Grenzüberschreitung zwischen dem »Ich« und dem »Du«. Diese Beziehung zum »Du«, die im tiefsten Sinne eine Liebesbeziehung ist, läßt erst eine bewahrende Achtung dem anderen gegenüber entstehen, ohne die ein heilsamer Wandel in Gesellschaft, Wissenschaft und Medizin nicht möglich ist.

Diese Grundhaltung läßt einen erfahren, daß die Erscheinungen der materiellen Welt Folgen geistiger Vorgänge und Prinzipien sind. Nicht der Geist ist eine Folgeerscheinung der Materie, sondern umgekehrt. Diese Erkenntnis hat eine weitreichende Bedeutung für die Medizin.

So geht beispielsweise die heutige Medizin, ohne darüber nachzudenken, im Hinblick auf die Entstehung von Krankheiten davon aus, daß es zunächst zu Organveränderungen kommt – also etwas Materielles –, dann entsteht das (seelisch-geistige) Leiden. Also wird primär am Organ hantiert, was emsig mittels Medikamente, Strahlen und Operationen geschieht, die Gesundung wird sich dann schon einstellen. Genau umgekehrt sieht es eine am Leben orientierte Haltung. Als primär werden seelisch-geistige Störungen einschließlich falscher gedanklicher Konzepte angesehen. Werden diese nicht auf seelisch-geistiger, also immaterieller Ebene, gelöst, können sie zunächst funktionelle Veränderungen (z. B. Befindlichkeitsstörungen, vegetative Störungen), schließlich auch organische Veränderungen bewirken (vgl. Abb. 1). Folglich ist für eine wirkliche Heilung die Einbeziehung der seelisch-geistigen Dimension unabdingbar.

Seelisch-geistige Störungen Falsche gedankliche Konzepte	Funktionelle Störungen Befindlichkeitsstörungen	Organveränderungen

→ Zeit

Abb. 1: Die Entstehung von Krankheiten

Eine Realisierung dieser Erkenntnis würde für das Gesundheitswesen eine völlige Umorientierung bedeuten. Eine Umkehr von der nahezu ausschließlichen Forschung an toten Materialien in lebensfremden, künstlichen Laborwelten (siehe Tierversuche) oder sterilen Kliniken hin zu einer medizinischen Wissenschaft, die das Besondere des Menschen in seiner individuellen Umgebung einbezieht, würde stattfinden. Folgerichtig würden die Bedeutung der universitären Forschung relativiert und die Erkenntnisse aus dem Bereich der niedergelassenen Ärzte wesentlich aufgewertet werden. Die an Einzelfällen gewonnene Erfahrung würde ernstgenommen und der blinde Glaube an die Allmacht der Statistik, die niemals etwas über die Realität des Individuums aussagen kann, hinterfragt werden. Auch würden nicht länger Milliardenbeträge in eine hochspezialisierte Schmalspurforschung gesteckt, sondern bereits vorhandenes Wissen der Erfahrungsheilkunde würde ganzheitlich aufgearbeitet werden.

Hierbei wären die Erkenntnisse von Dr. Max Otto Bruker besonders wertvoll, um durch den Wust von Detailwissen hindurch endlich zu den Ursachen der Erkrankungen zu gelangen, die oft genug bereits bekannt sind, aber in unglaublicher Weise negiert werden. Denken wir nur an das Gebiet der Ernährung. In der ärztlichen Ausbildung und Tätigkeit würden die Gesprächsführung, die Zuwendung und Empathie sowie einfache diagnostische und therapeutische Maßnahmen ohne komplizierte technische Hilfsmittel Vorrang vor der Vermittlung und Anwendung eines zusammenhanglosen Detailwissens erhalten. Es würde wieder das vermittelt werden, was dazu geeignet ist, aus einem Mediziner einen Arzt zu machen. Es geht darum, den Trend zu verlassen, daß sich immer mehr Apparate zwischen Arzt und Patient schieben und immer

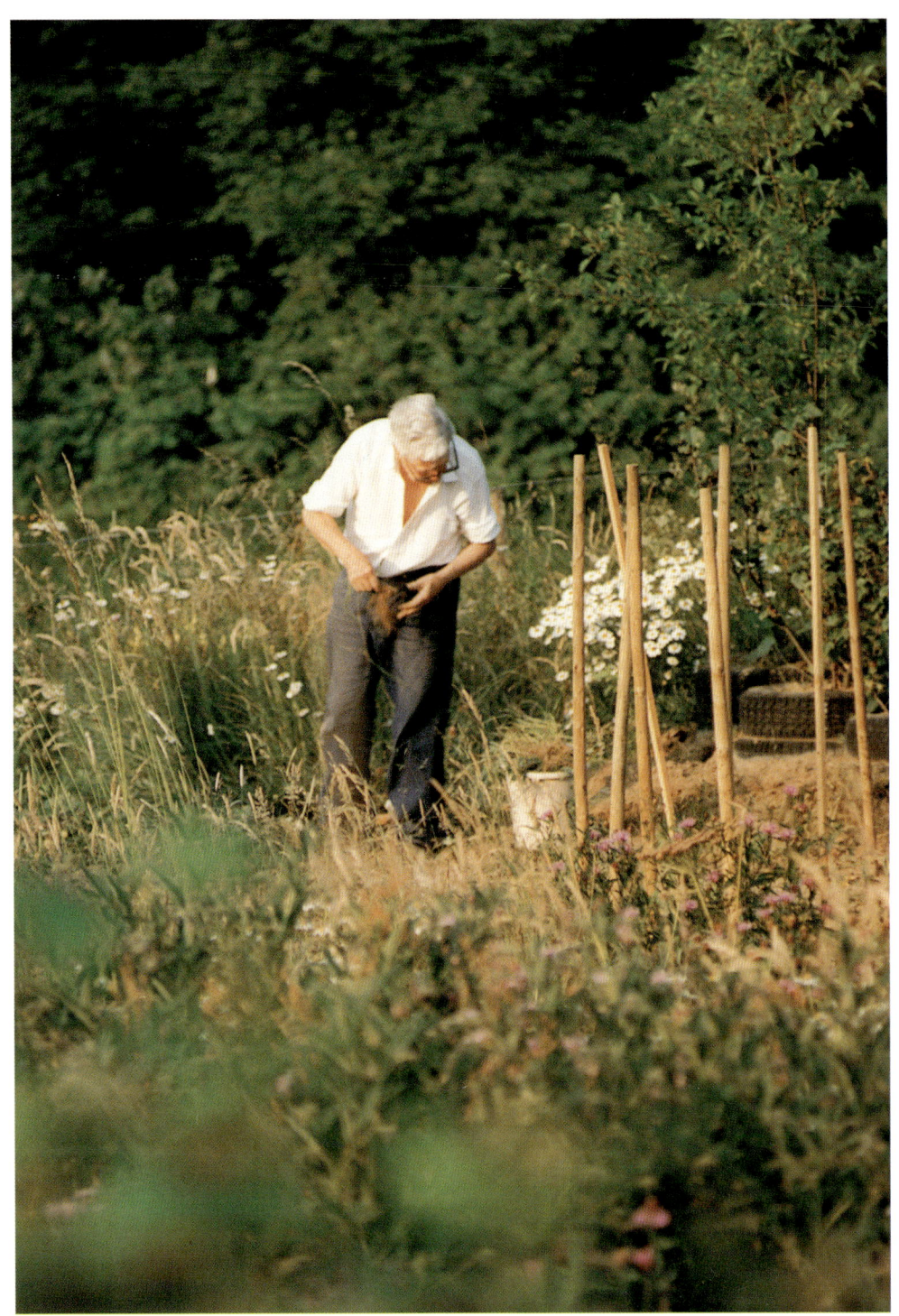

Der Gartenfreund

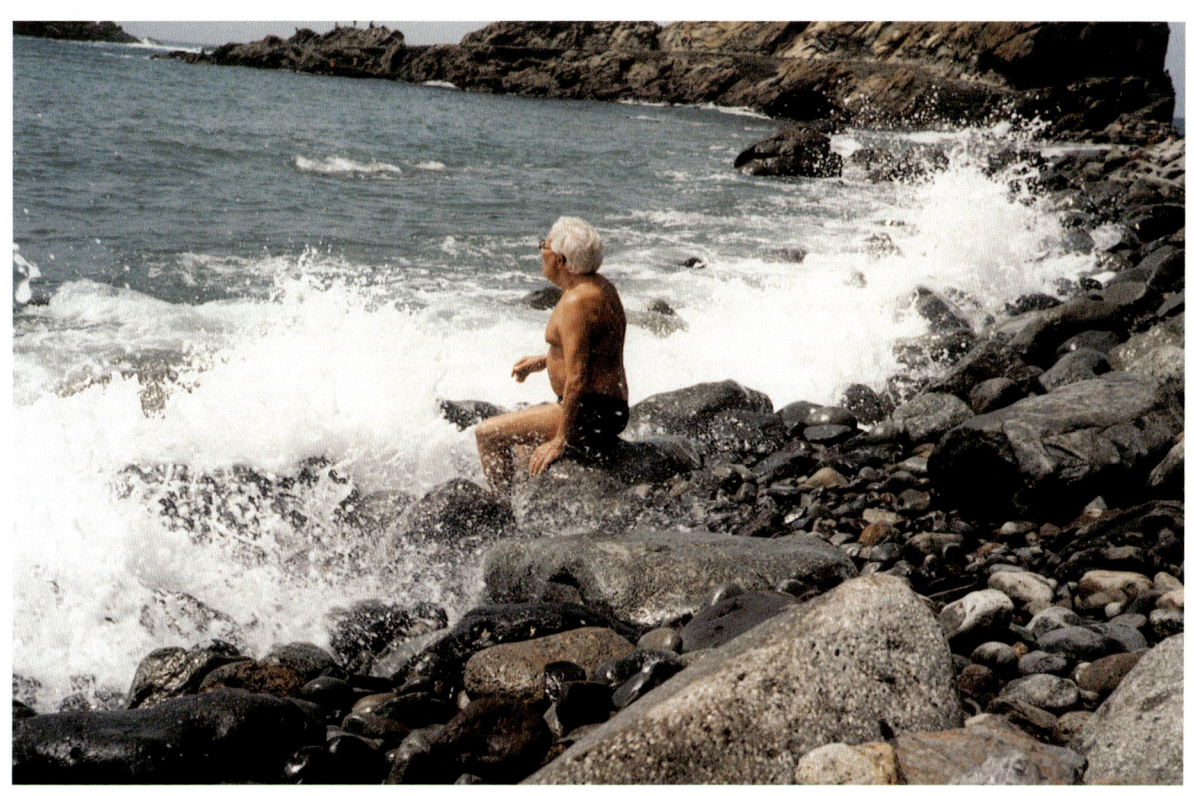

Der alte Mann und das Meer:
Zwei Naturgewalten begegnen sich

weniger Zeit für eine existentielle Begegnung bleibt. Denn dadurch entsteht eine zwischenmenschliche Hilflosigkeit, in der der Arzt mit dem Individuellen nichts mehr anzufangen weiß. Leiden ist jedoch immer individuell. Heilung bedarf der Hinwendung zum Individuum. Dr. Bruker hat dies als Arzt vorbildlich verwirklicht und durch das Konzept der Lebensberatung auf hervorragende Weise begrifflich gefaßt.

Dies alles kann erfolgversprechend nur auf der Basis einer geistigen Grundhaltung geschehen, die nicht danach strebt, eine vermeintlich fehlerhafte Schöpfung nachzubessern (siehe Genmanipulation), sondern die sich an den Gesetzen dieser Schöpfung orientiert. Der an der Bewahrung des Lebens orientierte Forscher und Therapeut wird die Einstellung teilen, die eine der Lebensprinzipien von Dr. Max Otto Bruker ist: die Gewißheit, daß die Schöpfung sinnvoll und vollendet ist; die Einsicht, daß der Mensch falsch und unheilvoll handelt, wenn er die Schöpfung nach seinen abstrusen Vorstellungen verändern will; die Erkenntnis, daß *wir* uns wieder in die Harmonie der Schöpfung einfügen müssen. Zu dieser Haltung gehört es anzunehmen, daß das Leben für den Menschen letztendlich unergründlich bleibt und daß es Grenzen gibt, die wir anerkennen müssen, wollen wir nicht weiteren Schaden nehmen.

Ein weiterer Gesichtspunkt eines neuen Gesundheitswesens ist das Aufgeben einer nahezu ausschließlichen Fixierung auf Krankheit und eine Hinwendung zur Gesunderhaltung, zur Prophylaxe. Mit der Gründung der Gesellschaft für Gesundheitsberatung (GGB) und der Ausbildung von Gesundheitsberaterinnen und Gesundheitsberatern hat Dr. Bruker auch hier eine Vorreiterrolle eingenommen. Es ist sein großes Verdienst, das Fragen nach den Bedingungen für Gesundheit nicht auf den Lebensraum des einzelnen Menschen beschränkt zu haben. Bei der Entstehung von Krankheiten spielen oft vielfältige Faktoren der modernen Zivilisation eine Rolle, deren Erkenntnis erst die Dringlichkeit einer tiefgreifenden Wende bewußt und deren Behebung erst das Bewahren individueller und globaler Gesundheit auch für kommende Generationen möglich macht. Anzusprechen sind hier Bereiche wie Landwirtschaft, Baubiologie, wirtschaftliche Strukturen (insbesondere der Zinsaspekt) oder Energieerzeugung einschließlich der Frage der Atomenergie, die nur bei sehr oberflächlicher Betrachtung nichts mit Gesunderhaltung zu tun haben. Auf diese Weise wird ein vielschichtiger Begriff von Gesundheit entwickelt, der sich vollständig unterscheidet von demjenigen, der in unserem durch Reparaturmedizin charakterisierten Gesundheitswesen vorherrscht.

Gesundheit bleibt nicht ein durch unkontrollierbare Einflüsse von außen, wie Bakterien oder Viren, bedrohter Zustand, sondern ein in die Eigenverantwortung des Menschen gelegtes Fließgleichgewicht. Es aufrechtzuerhalten hilft uns beständig der »innere Arzt«. Doch ebenso müssen wir heute mehr denn je achtgeben auf die Erhaltung bzw. Wiederherstellung einer sozialen und ökologischen Umwelt, die für den Menschen und seine Mitgeschöpfe in einem vertieften Sinn gesund ist. Hierbei kann hilfreich sein, in Zukunft in wesentlicher Erweiterung des in der Schulmedizin bestehenden Konzeptes von krankheitsbegünstigenden Risikofaktoren eine Reihe von gesundheitserhaltenden Förderungsfaktoren zu definieren. Deren genaue Charakterisierung wird Dr. Brukers Einteilung in ernährungs-, lebens- und umweltbedingte Erkrankungen erleichtern.

So kann das angstbesetzte Thema Gesundheit und Krankheit, an das wir heute meist nur – und dann gezwungenermaßen – bei bestehender Erkrankung denken, einfließen in ein Verhalten zur Bewahrung der individuellen und globalen Gesundheit und zur ursächlichen Behandlung von Krankheit. Und dies getragen von der Freude, die eigenverantwortliches, als sinnvoll empfundenes Tun entstehen läßt. Voraussetzung hierfür ist die Liebe zu sich selbst und zur Mitwelt; denn nur, wer sich selbst und seine Mitwelt liebevoll annimmt, wird sie auch bewahren können und wollen.

Hier scheint auf, daß am Beginn unseres Tuns die Frage steht, welches Bild wir von uns selbst, vom Menschen, vom Kosmos haben, und daß wir ohne Auseinandersetzung mit philosophischen und religiösen Fragen weder eine ganzheitliche Gesundheitsberatung noch eine ganzheitliche Therapie werden leisten können.

Durch das Lebenswerk von Dr. Max Otto Bruker wird uns möglich, Ausblick zu halten auf ein geheiltes Gesundheitswesen, auf ein neues

Haus der Medizin (Abb. 2), in dem sich das Tun nicht darin erschöpft, immer kränker werdende Menschen an eine immer kränker werdende Umwelt anzupassen; sondern ein Haus, in dem die Ganzheit des Lebens wahrgenommen, die Würde des Individuums geachtet und die Gesundheit von Mensch und Umwelt bewahrt werden. In diesem neuen Haus werden nicht Apparate und Kommerz an erster Stelle stehen, sondern das liebevolle Miteinander, der Dialog. Im Vordergrund wird die Gesundheitsberatung und die naturheilkundliche Behandlung stehen; nebenwirkungsreiche Maßnahmen werden nur im Bedarfsfalle eingesetzt.

Das unermüdliche Engagement von Dr. Max Otto Bruker macht uns allen Mut, gemeinsam beherzt und zuversichtlich an diesem neuen Haus zu bauen.

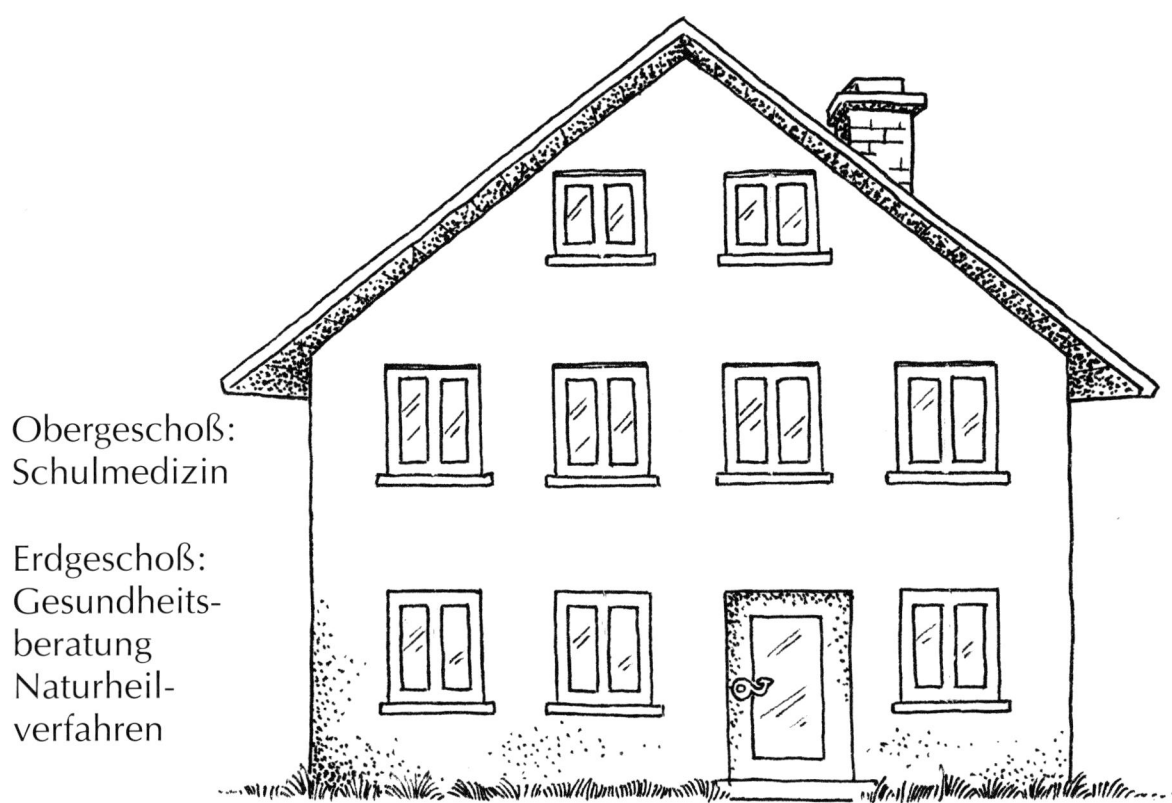

Obergeschoß: Schulmedizin

Erdgeschoß: Gesundheitsberatung Naturheilverfahren

Abb. 2: Das neue Haus der Medizin

Prof. Dr. Heiner Sommer

Weniger Fleisch, weniger Futterpflanzen, weniger Kunstdünger, besserer Boden, saubere Luft...

Am Essen scheiden sich die Geister!

Da gibt es Bürger, die den Tag mit dampfendem Kaffee, Spiegeleiern, Speck und Würstchen beginnen. Andere vertrauen auf Milch und Cornflakes, die sie aus bunten Schachteln schütten, und ganz Besonnene kauen geduldig an einem Frischkornbrei mit Apfelstückchen. Allen schmeckt es vorzüglich, aber für Doktor M. O. Bruker sind nur die letzteren vernünftig. Er argumentiert hierzu seit Jahrzehnten aus ernährungswissenschaftlicher und ärztlicher Sicht. Viele teilen seine Meinung überhaupt nicht. Andere dulden sie, und eine kleine Gruppe ist intolerant genug, dagegen zu Felde zu ziehen. Seine Anhängerschar wird groß und größer. Die Leute verstehen nicht nur die Argumentation des außergewöhnlichen, großen Arztes, sondern sie spüren sie am eigenen Leibe.

Es gibt so viele Theorien, wie man sich richtig ernähren soll, aber die meisten widersprechen sich. Wir wissen nur, daß der Mensch vom Anfang seiner Geschichte an nicht wählen konnte zwischen vegetabiler Kost oder Fleisch. Die Ernährung wurde ihm gegeben und sie war abhängig vom Klima und der geographischen Region, in welcher der Mensch lebte. In unseren Breiten war er im Winter froh, wenn er den knurrenden Magen mit erlegtem Wild beruhigen konnte, und im Sommer wird er sich mehr an verschiedenen Früchten gelabt haben. In kalten Ländern wie Grönland und Lappland mußte sich der Mensch hauptsächlich von Fleisch und Fisch ernähren, wogegen er in den Tropen und Suptropen weitgehend von den überreichlich wachsenden Früchten lebte. Aber einmal dies und einmal das und auch noch alles zusammen, das konnte sich der Mensch nur selten leisten. Und wenn, dann hat er das auch immer mit bestimmten Wohlstandskrankheiten wie Gicht und Fettleibigkeit bezahlt.

Heute, wo wir alles haben und uns alles leisten können, ist Essen nicht nur Hunger stillen, sondern auch eine Frage des Denkens. Wenn wir die Statistik betrachten und sehen, welche Mengen an Fleisch, Eiern und Milch pro Kopf verzehrt werden, so muß man schon sagen, daß wir wenig denken, nicht nur bezüglich unserer Gesundheit, nein, auch was die gesamte Umwelt und unser soziales Umfeld betrifft. Fast kann man sagen, unsere verhängnisvollen Essengewohnheiten haben unser Land verändert und auch unsere Gesellschaft, und in vielen Gegenden greifen sie bedrohend nach der allgemeinen Existenz. Ich will versuchen, dies an der nachstehenden Tabelle zu erläutern: Die Zahlen beziehen sich auf die alte Bundesrepublik. Die Tendenz hat sich durch die Wiedervereinigung nicht wesentlich verändert, allenfalls verschlechtert. Aber hier muß man noch abwarten, was die Zukunft bringt.

»Die Leute brauchen genug und preiswertes Essen.« Das war die Losung in den fünfziger Jahren und »die Bauern müssen mehr verdienen«. Die Rechnung war ursprünglich einfach, wenn nur halb soviel Bauern doppelt soviel Lebensmittel produzieren, geht es den Bauern gut und den Verbrauchern auch. Das Ziel wurde in den letzten dreißig Jahren erreicht: Die Bevölkerung hat nur um zwölf Prozent zugenommen, die Milcherzeugung um hundert Prozent, Weizen wächst ebenfalls doppelt soviel. Auch Fleisch wächst heran in Hülle und Fülle. Kühe mit viel Milch brauchen viel energiereiches Grünzeug, die liefert Mais mehr als Gras. Die Maisfelder haben die ganze süddeutsche Landschaft verändert. Wenn man von der Schweiz ins Allgäu, von Österreich nach Bayern kommt, sieht man ganz plötzlich nur noch wenige Wiesen, aber viele Maisfelder. Aber man braucht auch Schweine- und Hühnerfutter. Wo immer es geht, wird Getreide für das gefräßige Tierzeug angebaut. Zwei Drittel unseres Getreides gehen in den Trog, nicht in die Bäckereien. Also muß es billig sein. Billig ist es als Viehfutter nur, wenn feste gedüngt wird, so daß viel wächst, wenn Halmverkürzer über das junge

Getreide gespritzt werden, daß es nicht so hoch wächst und gut durch Maschinen geerntet werden kann. Aber weil es jetzt sehr kurz ist, ist es sehr anfällig für Pilze. Gut, auch dafür gibt es eine Fülle chemischer Produkte. Kein Wunder also, daß der Verbrauch an Pestiziden steigt. Diese hier skizzierte Entwicklung: mehr Aufwuchs, mehr Dünger, mehr Krankheiten, mehr Gegenmittel, Ersatz der menschlichen Arbeitskraft mit Hilfe von Maschinen, nennt man biologisch-technischen Fortschritt.

Die modernen Pestizide werden zwar schnell abgebaut, aber alle sind Zellgifte, sonst würden sie ja nicht wirken. Ganz so schnell sollen sie auch wiederum nicht abgebaut werden, sonst müßte man öfter spritzen. Das wird zu teuer. So findet man immer wieder zum Ärgernis der Wasserwerke entsprechende Chemikalien im Trinkwasser, wo sie weiß Gott nicht hingehören.

Jetzt haben wir das alles, dank des biologisch-technischen Fortschrittes: viel Vieh, viel Gülle, viel Mist, viel Fleisch, viel Milch, viel Eier und große maschinengerechte Flächen. Nur, was hier aus dem Füllhorn der Landwirtschaft über uns ausgeschüttet wird, können wir gar nicht essen. Wir wissen überhaupt nicht, wohin mit dem Überfluß. Und zu allem biologisch-technischen Fortschritt sind nicht nur zwei Drittel der Bauern verschwunden, sondern der Rest mault zu unser aller Überdruß ständig. Sie klagen über ein zu geringes Einkommen, obwohl wenigstens 1500 DM pro Hektar den Bauern aus dem Steuersäckel bezahlt wird. Die Produkte müßten uns da eigentlich umsonst abgegeben werden, denn wir haben sie aus unseren Steuern ja schon bezahlt. Und was ist mit dem Überschuß? Der wird exportiert mit viel Geld. Also ganz ging die Rechnung doch nicht auf.

Da wird nun der Überschuß angelandet in armen Ländern, spottbillig zu einem Bruchteil der Erzeugungskosten, weil er sonst mit den Weltmarktpreisen nicht konkurrieren kann, und er nimmt den Entwicklungsländern allen Mut zum dringend notwendigen Ausbau der eigenen Landwirtschaft. Diese Länder können mit den von uns und den Vereinigten Staaten diktierten Billigpreisen nicht konkurrieren.

Unsere, von der Fläche her gesehen, winzige Bundesrepublik, ein Industriestaat, ist in dreißig Jahren auf den vierten Platz für Agrarexport geklettert! Riesige Länder wie Afrika, Südamerika usw. können da überhaupt nicht konkurrieren.

Wenn das meiste Getreide in den Trog wandert, ein Drittel der Milch zu Pulver und Kondensmilch verarbeitet wird, ein großer Teil des Rindfleisches in den Kühlhallen hängt, um nach zwei Jahren irgendwie verramscht zu werden, wer will denn da noch Qualitätsbewußtsein entwickeln? Welcher Bauer produziert denn noch für einen Bürger, für einen Nachbarn, von dem er weiß, daß er auf gute Nahrung Wert legt. Diese wichtige Verbindung ist abgerissen. Die Bürger unseres Landes sind nur noch indirekt Konsumenten dieser kostengünstig und schnell produzierten Ware, und der Bauer kennt keinen von ihnen. Er liefert für anonyme Handelsketten, die wissen dann schon, wie man die Ware aufpeppelt und richtig verkauft. Hier ist zu unser aller Schaden ein übler Bruch geschehen. Ein Bruch, verbunden mit einem Agrardoping, das Wasser, Boden, Luft völlig unnötig, wegen teilweise unverkäuflicher Produkte, verschmutzt. Weniger wäre besser für die Umwelt und für das Tier. Weniger würde sicherlich auch der Qualität und damit dem Verbraucher zugute kommen. Und weniger tierisches Eiweiß kommt nach Auffassung der meisten Ärzte auch der Gesundheit zugute. Und wenn man das damit verbundene tierische Fett sieht und das Salz in der Wurst und im Käse, ist eine Reduktion von Fleisch, Wurst, Käse und Eiern sogar unbedingt notwendig.

»Mir schmeckt's halt gut«, meint mancher. Es ist seine Angelegenheit, wie er sein Leben verkürzt, aber nicht seine alleinige Angelegenheit ist es, wie er damit der Umwelt, also uns allen und der Zukunft seiner Kinder schadet. Denn die sogenannte Tierproduktion, aus welcher seine Genüsse stammen, trägt ganz wesentlich zur Belastung unserer Umwelt bei: Weniger Tiere bedeuten weniger Pflanzen, und weniger Pflanzen bedeuten weniger Düngemittel und weniger Pestizide. Weniger Düngemittel und weniger Pestizide bedeuten besseres Wasser und bessere Luft, und es bedeutet eine vielfältigere Landschaft, als wir sie zur Zeit haben. So kann die Reduktion von tierischem Eiweiß zwar im Ermessen des einzelnen liegen, weil niemand den anderen zur Gesundheit zwingen kann. Sie ist aber für jeden Pflicht, wenn man an die Zukunft unserer

Umwelt denkt. Da müßte eigentlich jedem die Wurst im Halse stecken bleiben.

Tabelle: Zuwachsraten bei Bevölkerung, Nahrungsmittel- und Futtermittelerzeugung sowie Handelsdünger- und Pestizidverbrauch (Ökologische Belastung durch die Tierproduktion)

	1960	1990	Zuwachs
Bevölkerung	56 Mio.	63 Mio.	12,5%
Rinderhalter	1,2 Mio.	0,3 Mio.	–75%
Schweinehalter	1,3 Mio. (1965)	0,3 Mio.	–77%
Milch	11 Mio. t	22 Mio. t	100%
Schweinefleisch	21 Mio. t	34 Mio. t	62%
Körnermais	0,02 Mio. t	1,6 Mio. t	7900%
Silomais	2 Mio. t	46 Mio. t	2200%
Getreide[1]	15 Mio. t	30 Mio. t	100%
Raufutter	26 Mio. t	29 Mio. t	11,5%
Ölkuchen	1 Mio. t	6 Mio. t	500%
Düngemittel (Mineral)	1,5 Mio. DM	3,1 Mio. DM	107%
Pestizide (Pflanzenschutz- und Schädlingsbekämpfung)	0,2 Mio. DM	1,5 Mio. DM	650%

Quelle: Mischfuttertabellarium 1990/91   [1] ohne Körnermais

Udo Pollmer

Der Zucker als euphorisierender Faktor – Beobachtungen zur Psychologie des Zuckermißbrauchs

Am Anfang stand der Zucker. Er ist süß – und begleitet uns von Kindesbeinen an. Schon bald erscheint er uns unverzichtbar. Das Verzehrstraining wirkt perfekt: Werden nicht unsere Jüngsten von klein auf mit Süßem gefüttert? Werden damit etwa nicht Artigsein belohnt, Tränen getrocknet und Schreihälse beruhigt? Füllen Süßwaren nicht später Schultüten und Weihnachtsteller? Und so geht das gewöhnlich weiter bis hin zum Gläschen in Ehren voller Likör und den pflichtgemäßen Weinbrandbohnen an Geburtstagen im gesetzten Alter. Psychologen ist der Fall klar: ein erlerntes Verhalten! Wie schlimm erlerntes Verhalten sein kann, zeigt das Ergebnis: Ein Zuckerverzicht stellt viele Menschen vor eine innere Zerreißprobe. Der Verstand möchte wohl – nur der Appetit spielt nicht mit. Die Erziehung ist – wie immer – an allem schuld.

Diese Psychologie ist schön und gut. Aber sie hat einen Schönheitsfehler: Sie erklärt nicht, warum praktisch alle Säugetiere von Geburt an Süßes mögen. Woher man das wissen will? Neugierige Forscher träufelten Neugeborenen ein wenig Zuckerlösung auf die Zunge und beobachteten ihre Mimik. Und die verglichen sie mit ihrer Reaktion auf Saures, Bitteres oder pures Wasser. Der Säugling lächelt nur bei süß – und mit ihm alle anderen neugeborenen Säugetiere, an denen dies ausprobiert wurde. Da spürt man sogar an der Schnute neugeborener Elefanten ihre Freude, so ausgeprägt ist die Wirkung. Die Lust auf Zucker wird also nicht erlernt. Unsere Gesellschaft verstärkt lediglich den Zuckerkonsum durch allerlei Rituale, wie der Belohnung von Kindern mit Zucker.

Inzwischen kennen wir weitere Details: Säuglinge schreien weniger mit Zucker im Fläschchen. Sobald ihr Mund Süße wahrnimmt, verstummen sie. Mit Zucker schlafen viele Menschen besser durch. Auch ertragen sie leichter Schmerzen. Dies ist experimentell gesichert. Also zur Abwechslung mal Werbung für das »Grundnahrungsmittel Zucker«, als Zuckerl zum Geburtstag – statt einer leibhaftigen Bonbonniere? Weil so gesehen auch der Besuch beim Zahnarzt nicht mehr so schmerzhaft ist. Scherz beiseite, es ist nur ein Versuch, des Menschen Vorliebe für Zucker zu verstehen. Vielleicht ergibt sich daraus ein Weg zur Verminderung der Abhängigkeit.

Zucker wirkt bekanntlich nicht nur auf den Körper, sondern auch auf die Psyche. Er regt in unserem Gehirn die Bildung eines Stoffes an, der Wohlbefinden vermittelt. Zucker hebt die Stimmung. Seine euphorisierende Wirkung macht ihn als pathogenetischen Faktor so gefährlich. Und untergräbt die Appelle an die Vernunft in einer Gesellschaft von frustrierten Hedonisten! Der zugrunde liegende Mechanismus wurde im letzten Jahrzehnt entschlüsselt. Von ihm soll die Rede sein.

Wenn wir Süßes naschen, schüttet der Körper Insulin aus, um den rasch ins Blut strömenden Zucker zu verstoffwechseln. So weit so gut. Aber: Das Insulin hat noch eine weitere Wirkung. Es fördert die Aufnahme von Tryptophan durch das Gehirn. Tryptophan ist eine Aminosäure, die dem Eiweiß unserer Nahrung entstammt. Im Gehirn entsteht aus Tryptophan ein wichtiges Hormon, das Serotonin. Das verschafft uns Wohlbefinden. Mit dem Serotonin steigt auch unser Lebensgefühl. Depressive leiden an einem Mangel. Fast alle Psychopharmaka manipulieren den Serotoninstoffwechsel.

Tryptophan in Verbindung mit Zucker verabreicht, löst eine milde Euphorie aus. Ganz normale Lebensmittelbestandteile können also richtig angewandt »Laune machen«. Beim Alkohol ist diese Wirkung allen vertraut. Eben deshalb essen viele Menschen so gerne Süßes: weil dies ihre Stimmung (zumindest kurzfristig) anhebt, ohne den Verstand wie beim Alkohol einzutrüben. Damit kennen Sie das Motiv für unsere Lust auf Süßes. Hat der Körper erst einmal die Erfahrung gemacht, daß er mit Zucker sein Lebensgefühl heben kann, verlangt es ihn immer wieder danach. Der nachfolgende Stimmungsabfall tut dann sein übriges. Damit haben wir ein wichtiges Rätsel unseres Ernährungsverhaltens gelöst.

Daraus ergibt sich die nächste Frage: Was passiert, wenn Zucker durch Süßstoffe ersetzt wird? Die Antwort erscheint klar: Dann unterbleibt die Insulinausschüttung und damit die Serotoninbildung. Süßstoffesser sind bestimmt mißmutig. Irrtum!

Sobald wir Süße auf der Zunge wahrnehmen, »weiß« der Körper, daß der Blutzuckerspiegel schnell ansteigen wird. Er hat dies in seinem bisherigen »süßen« Leben gelernt. Deshalb schüttet er vorsorglich Insulin aus. Beim Gesunden dauert das gerade 90 Sekunden nach der Wahrnehmung der Geschmacksqualität süß. Essen wir nun statt Zucker Süßstoff, so gelangt keine Glucose ins Blut. Im Gegenteil: Das überschüssige Insulin verstoffwechselt den niedrigen Blutzuckervorrat besonders schnell. Die Folge ist Unterzucker, der sich als Heißhunger äußert – Heißhunger auf Süßes.

Damit ahnen wir eine Nebenwirkung der Süßstoffe: Wenn sie Hunger erzeugen, machen sie womöglich dick! Und das obwohl sie keine Kalorien enthalten. So ergab eine Untersuchung an 80 000 Amerikanerinnen, daß die Süßstoff-Verwender unter ihnen übers Jahr mehr an Gewicht zugenommen hatten als solche ohne Süßstoffe. Was den Kalorienzähler vielleicht überraschen mag, ist in der Tierernährung längst eine Selbstverständlichkeit: Süßstoffe als Masthilfsmittel. Die Futtermittelverordnung nennt unter der Rubrik »appetitanregende Stoffe« Saccharin. Mit Sprüchen wie »Gewicht und Gewinn durch Süßstoffe« werben die Hersteller gegenüber Schweinemästern.

Natürlich »merkt« der Körper, wenn ihm statt Saccharose stets Süßstoff offeriert wird. Er unterläßt irgendwann die unsinnig gewordene Reaktion, Insulin bereitzustellen. Dies bedeutet aber keinesfalls, daß sich das Problem damit lösen ließe, indem man fürderhin statt Zucker nur Süßstoffe ißt. Dann unterbleibt nämlich auch die Serotoninbildung. Sobald der Körper merkt, daß er mit der Geschmacksqualität »süß« nur genarrt wird, greift das frustrierte »Opfer« pseudowissenschaftlicher Ratschläge erfahrungsgemäß doch wieder zu den gewohnten Süßwaren. Das Insulin reagiert dann garantiert beim Erscheinen von Zucker im Blut.

Dies erklärt uns ein anderes Rätsel, warum trotz der vielen Süßstoffe und Zuckeraustauschstoffe der Zuckerverzehr nicht sinkt und auch nicht sinken kann. Nichtsdestotrotz bleiben ein paar Ungereimtheiten. Warum wird an Weihnachten viel mehr Süßes gegessen als im Mai? Ist es nicht gerade die heimelige Stimmung an Heilig Abend, die dem Zucker das positive Image verschafft? Ich behaupte das Gegenteil. Würde die Nahrung nicht so euphorisierend wirken – und zwar Ende Dezember und nicht Anfang Mai, hätte das Weihnachtsfest kaum diese emotionale Attraktivität gewonnen.

Nicht wenige Menschen werden, wenn die tristen Tage des Spätherbstes kommen, traurig, müde und »hungrig« nach Süßem; es verlangt sie nach Gebäck, Spaghetti, Pizza etc. Dabei nehmen sie natürlich auch ein paar Kilo zu. Je mehr sie versuchen, ihre Müdigkeit »auszuschlafen«, desto schlimmer wird es. Arktisforscher kennen das Problem ebenfalls. In der Polarnacht klagen sie über Trauer und Gewichtszunahmen. Diese Erscheinung ist im Norden unserer Erde viel häufiger als um den Äquator. Eine Fahrt in den sonnigen Süden hilft vielfach gegen die depressiven Stimmungen.

Depressive mit den oben geschilderten Symptomen werden deshalb mit starkem Licht behandelt. Meistenteils erfolgreich. Licht und Zucker haben anscheinend die gleiche Wirkung auf die Stimmung des Menschen. In der Tat greifen beide in den Serotoninstoffwechsel ein. Mit einem Unterschied: Während Zucker über das Insulin die Serotoninbildung stimuliert, unterbindet helles Licht dessen Abbau. In der Dämmerung, und vor allem wenn wir schlafen, wandelt unser Gehirn das Serotonin in ein neues Hormon um, das Melatonin. Dadurch sinkt logischerweise der Serotoninspiegel. Die übliche Wohnungsbeleuchtung reicht nicht aus, um den Abbau zu stoppen, im Gegensatz zum Tageslicht.

Daraus ergibt sich eine ebenso simple wie wirksame Methode, den Hunger nach Süßem zu zügeln: Man gehe tagsüber einmal an die frische Luft! Und noch eine zweite Erkenntnis drängt sich auf: Erst wenn wir aufstehen, ist Schluß mit dem Serotoninabbau. Je länger wir schlafen, desto weniger Serotonin bleibt übrig. Folglich hilft frühes Aufstehen gegen Mißmut und Appetit auf Marmeladenbrötchen. Wer fürchtet, zu wenig zu schlafen, merkt dies spätestens abends, wenn er hundemüde ist.

Zurück zum süßen Weihnachtsteller und dem Tanz in den Mai. Klar, daß der Hunger auf Zucker Anfang Mai abnimmt mit seinen langen sonnigen Tagen und dem Drang der Menschen ins Freie. In dieser Jahreszeit ist unser Serotoninspiegel besonders hoch, im Advent und um Weihnachten besonders niedrig. So gesehen, macht die Weihnachtsbäckerei sehr wohl einen biologischen Sinn. Nachdem sich unsere Tätigkeit in diesem Jahrhundert von körperlicher Arbeit an der frischen Luft in geschlossene Büroräume verlagert hat, stieg parallel dazu der Verbrauch an Zucker zur Weihnachtszeit. Denn auch die körperliche Anstrengung erhöhte den Serotoninspiegel.

Im Frühjahr, wenn der Appetit auf Zucker und Weißmehl wieder abnimmt, sinkt auch das Körpergewicht und die Schläfrigkeit weicht neuem Tatendrang. Aus diesem Grunde gibt es die »Frühjahrs«-Kur. Da nimmt der »Winterspeck« bei vielen ganz von selbst wieder ab. Im Herbst wären die Propagandafeldzüge fürs »Idealgewicht« ziemlich sinnlos. Das sind sie natürlich auch im Frühjahr, nur wird hier ein Scheinerfolg erzielt.

Als besonders wirksame Methode, den Serotoninabbau zu stoppen, gilt helles Licht mitten in der Nacht, wenn es den Schlaf unterbricht. Unter diesem Gesichtspunkt erhellt sich uns auch die Bedeutung des Lichterbaumes und der Christmetten. Auch sie unterstützen die euphorisierende Wirkung des Zuckers. So manch ein religiöser Brauch basiert auf solchen biochemischen Prozessen. Nicht umsonst wird in Klöstern die Nachtruhe dann unterbrochen, wenn die Melatoninbildung ihren Höhepunkt erreicht, etwa um drei Uhr. Melatonin wiederum ist der biochemische Ausgangsstoff, aus dem der Kopf jene Substanzen (β-Carboline) bildet, die dem Menschen transzendente Erfahrungen erleichtern.

Das irdische Weihnachtsglück ist bereits mit etwas Alkohol perfekt. Aber auch eine andere Anwendung ist da verbreitet: »Wo Sorgen sind, ist auch Likör« heißt ein geflügeltes Wort. Die Kombination von Zucker mit

Alkohol ist so wirksam wie mit Tryptophan oder hellem Licht. Auch der Alkohol stoppt die nächtliche Melatoninbildung und damit den Serotoninabbau. Das erklärt uns das Viertele Wein in der Dämmerung, den Whisky vor dem Zubettgehen. Würde Alkohol genauso wirken wie Zucker, so fände sein Konsum vor allem morgens statt, sozusagen zu Marmeladenbrötchen statt Kaba.

Natürlich wird das Melatonin nicht nur vom Licht beeinflußt. Auch das Magnetfeld der Erde spielt eine Rolle, die man gerade zu verstehen beginnt. In der Netzhaut des Auges verfügen wir über empfindliche Meßfühler für das Magnetfeld unseres Planeten. Dieses Erdmagnetfeld wird regelmäßig vom Sonnenwind verändert. Der Sonnenwind ist ionisiertes Gas, das von den Sonnenflecken in einer Geschwindigkeit von 400 bis 2000 Kilometer pro Sekunde zur Erde strömt. Dort wird es zu den Polen abgelenkt und ist am Himmel als Polarlicht sichtbar. Dabei kommt es zu Schwankungen des Erdmagnetfeldes und zu Störungen des Funkverkehrs.

Melatonin beeinflußt die Keimdrüsen. Insofern müßte es sich auf die Fortpflanzung auswirken. Als man die Geburtstage von Eskimos aus dem Polarkreis mit dem jeweiligen Magnetfeld der Erde verglich, zeigte sich eine ungewöhnliche Parallelität. Je stärker das Feld, desto niedriger die Geburtenrate, und umgekehrt. Daß dieser Effekt vor allem bei Eskimos auftrat, hat einen einfachen Grund: Je näher man zu den Polen gelangt, desto stärker wirkt sich das Magnetfeld der Erde aus. Je weiter man nach Süden geht, desto stärker ist der Einfluß des Sonnenlichts. In unseren Breiten dominiert bereits die Sonne.

Natürlich können diese Ausführungen die Biochemie des Ernährungsverhaltens nur andeuten. So kennen Naturvölker im Gegensatz zu uns Stubenhockern gar keine Depressionen. Daß sich ihre Ernährung von der unseren grundlegend unterscheidet, ist selbstverständlich – nicht nur im Zuckergehalt. Außerdem bietet unsere Nahrung mehr euphorisierende Substanzen, die mit Zucker oder Alkohol kombiniert werden können. Ein solcher Kandidat wäre der Kakao. Aber jetzt ist genug genascht. Die Weinbrandbohnen heben wir für den nächsten Geburtstag auf. Bis dahin in alter Frische!

Prof. Ernst Müller / Jutta Carius

»Was habt Ihr heute morgen gefrühstückt?«

Gesundheitsberatung als Teil der Ausbildung von Sozialpädagogen/Sozialpädagoginnen

Seit Jahren verfolgt Prof. Ernst Müller, Sohn fränkischer Bauern und selbst acht Jahre auf dem eigenen Hof als Winzer und Landwirt tätig, an der Fachhochschule Wiesbaden die Unternehmung, Gesundheitsberatung in die Ausbildung einzubeziehen. Die Studentin Jutta Carius beschreibt im folgenden Werkstattbericht die exemplarische Seminarreihe im Fachbereich Sozialwesen zum Thema »Arbeitsfelder ökologisch orientierter Sozialarbeit«. Auch hier ist Dr. M. O. Bruker, der seit Jahren besonders gerne zu Lehrenden im sozialen und medizinischen Bereich spricht, lebendig gegenwärtig.

1. Zum Rahmenkonzept des Seminars als Bestandteil des Studiums im Fachbereich »Sozialwesen« der FHW

Zwischen der GGB und der Wiesbadener Fachhochschule hat sich in den letzten Jahren eine kontinuierliche Kooperation entwickelt: Besuche von Studenten und Studentinnen in Lahnstein und Vorträge von Mitgliedern der GGB im Rahmen der Seminare in Wiesbaden sind zum festen Bestandteil der Ausbildung im Fachbereich Sozialwesen geworden. So zählen die Besuche von Frau Ilse Gutjahr in Wiesbaden zu den Höhepunkten des Seminarangebotes.

Was hat Gesundheitsberatung mit sozialer Arbeit zu tun? Dazu nur wenige Stichworte zur Einstimmung in den folgenden Praxisbericht der Studentinnen und Studenten.

Zunächst verbindet die soziale Arbeit und das traditionelle Gesundheitswesen das Bemühen um das Wohlergehen der Menschen. Ähnlich wie die Medizin bedeutende Fortschritte in der Bekämpfung großer Seuchen und der medikamentösen und operativen Behandlung von Patienten erzielt hat, nimmt die soziale Arbeit als Teil staatlicher Fürsorge im Kampf gegen Armut und soziales Leid eine unverzichtbare Funktion wahr. Beide – Sozialarbeit und Medizin – verbindet aber auch die Tatsache, daß sie bei ihrer Arbeit den Menschen als Persönlichkeit, das heißt als fühlendes und auf Wert- und Sinnorientierung angewiesenes Subjekt zunehmend aus dem Blick verloren haben. Gerade angesichts der Fortschritte im Bereich des technisch Machbaren durch die moderne Medizin erkennen wir schmerzlich, daß gesund sein bzw. gesund werden nur derjenige kann, der für sich selbst zum »inneren Arzt« wird, das heißt der Verantwortung für sich und seinen Körper übernimmt, seine Selbstheilungskräfte mobilisiert und gleichzeitig lernt, seine Vergänglichkeit und Endlichkeit zu akzeptieren.

Gleiches gilt für die soziale Arbeit: Unser »soziales Netz« hat bedeutende Erfolge zu verzeichnen bei der Bekämpfung äußerlicher Not und sozialer Verarmung. Gleichzeitig steht die soziale Arbeit aber in der Gefahr, zum Reparaturbetrieb der Probleme zu werden, die wir als Gesellschaft bei der ungerechten Verteilung und Verwaltung der uns Menschen zur Verfügung stehenden Ressourcen zynisch, egoistisch und verantwortungslos produzieren.

Beide Disziplinen stehen vor der Aufgabe, den äußerlich gebliebenen Fortschritt zu verbinden mit der Sorge um den ganzen Menschen. Diese ganzheitliche Für- und Vorsorge kann allerdings nur von Menschen geleistet werden, die einen liebevollen und fürsorglichen Umgang mit dem eigenen Leben praktizieren.

Auf die mit diesem Paradigmawechsel notwendig verbundene Neubestimmung des Wissenschaftsverständnisses und der daraus sich ergebenden Erneuerung der Frage nach der Verantwortung des Menschen als Teil der ganzen Schöpfung kann hier nicht näher eingegangen werden. Der folgende Werkstattbericht beleuchtet auf einer vergleichsweise bescheidenen und praktischen Ebene erste Gehversuche in der angedeuteten Richtung.

2. Arbeitsfelder ökologisch orientierter Sozialarbeit

Was uns im Seminar mit dem obigen Arbeitstitel, angeboten von Prof. Ernst Müller, erwartete, wußte keiner von uns so genau. Aber daß der Dozent zu Beginn der Lehrveranstaltung fragt: »Was habt ihr denn heute morgen gefrühstückt?«, damit hatte sicherlich keiner gerechnet. Was, bitte schön, überlegten wir, hat diese Frage mit unserem Studiengang Sozialwesen und unserer zukünftigen beruflichen Tätigkeit zu tun?

Erst allmählich verstanden wir die Absicht: Das ganzheitliche Konzept, bei sich selber anfangen, für eine gesunde Ernährung sorgen und darüber hinaus die Arbeit an der eigenen Lebensführung, seinem eigenen Lebensentwurf als zentrale Qualifikation für die professionelle Arbeit mit und für andere Menschen zu begreifen, das war es wohl, was Einübung in ökologisches Denken und Handeln im Kontext unseres Studiums heißen sollte. Auch ich fühle mich ertappt, mein Frühstück hält einer kritischen Prüfung nicht stand. Und ich weiß auch, daß ich neben einem besseren Frühstück manches andere besser machen könnte und sollte.

Nach dieser einleitenden »Irritation« verlassen wir im Seminar zunächst die persönliche Ebene und gehen an die Planung unseres Semesterprogrammes. Wir überlegen, welche Themenbereiche für ökologisches Denken und Handeln im Rahmen unserer späteren Tätigkeit wichtig sein könnten. Uns fällt zunächst die »Versorgung« mit Nahrung von Menschen in sozialen Einrichtungen und Großküchen ein. »Essen auf Rädern«, in Plastikhüllen verpackt für alle, die sich nicht wehren können und darauf angewiesen sind; ob ältere Mitbürger, Kranke, Kindergartenkinder, Studenten, Arbeitnehmer und andere. Was hat das mit uns zu tun? Sozialarbeiter/Pädagogen können sich einmischen, aufklären, anleiten, Veränderungen initiieren, vorausgesetzt, das Bewußtsein für dieses Thema ist geschärft. Schließlich sind es ja zum großen Teil Einrichtungen der Sozialadministration, die diesen unheilvollen »Service« anbieten.

Wer sich gesund, spricht vollwertig ernähren will, muß sich auch fragen: Wo kommt das her, was ich esse? Unter welchen Bedingungen, mit welchen Mitteln wird es produziert, erzeugt? Was kommt auf unsere Märkte, welche Produkte sind verfügbar und welche Interessen stehen dahinter?

Inzwischen ist Leben in die zunächst zurückhaltende und abwartende Stimmung gekommen. Unendlich viel fällt uns zum Themenbereich »ökologisches Denken und Handeln« ein, und wir erweitern unseren Themenkatalog. Wie leben, wohnen, lernen und arbeiten Menschen, wie sterben sie? Unversehens haben wir eine Fülle von Themen, die wir spannend finden und die näher untersucht werden sollen. Arbeitsgruppen werden geplant, Arbeitstitel formuliert, die Liste der geplanten Referate wird immer länger. Auf unserem Programm stehen schließlich folgende Themen:

- Architektur ist gebaute Pädagogik
- Frauen und Ökologie
- Industrielle Massentierhaltung
- Öko-Pädagogik
- Ökologischer Landbau (biologisch-organische und biologisch-dynamische Produktionsweisen)
- Ganzheitliche Medizin
- Ökologisches Lernen
- Alternative Lebensformen
- Hospizbewegung in Deutschland

Die Arbeitsgruppen sammeln mit Hilfe des Seminarleiters Literatur und fragen vor allem nach Einrichtungen und Personen, die im gesellschaftlichen Alltag entsprechende Konzepte ökologischen Denkens und Handelns in der Praxis erproben. Wir beschließen, zunächst über einige Seminarsitzungen hinweg in den Gruppen zu arbeiten und die Ergebnisse im Plenum vorzustellen und zu diskutieren. Auf diese Weise soll jeder die Chance haben, von den Arbeitsergebnissen der jeweiligen Gruppen zu profitieren.

Ich nutze die Mitarbeit in der Gruppe »Unsere Nahrung, unser Schicksal« zu einer persönlichen Auseinandersetzung mit meiner Ernährungsweise. Das Motto »Die Sache spricht für sich« bringt unsere Arbeitsgemeinschaft in der Form ein, daß wir alle Seminarmitglieder zum Frischbreimüsli à la Bruker einladen, um so alle sinnlich erfahren zu lassen, wie ein Tag aussehen kann, der mit einem guten Frühstück begonnen hat. Wir erscheinen also zum Seminartermin ausgestattet mit vollen Schüsseln, mit Tellern und Servietten: Erstaunen, insbesondere bei den Studenten und Dozenten der anderen Seminare in den Nachbarräumen. Insgesamt wurde unsere Aktion am Ende allerdings von allen mit Begeisterung begrüßt. Es war uns gelungen, das Interesse der Mitstudierenden an gesunder vollwertiger Ernährung zu wecken. Sogar die Teilnehmer/Teilnehmerinnen der benachbarten Veranstaltungen probierten in der Pause die Überreste unserer Köstlichkeit mit zunehmender Begeisterung.

Die wachsende Begeisterung und das gute Gefühl im Bauch setzten auch Ideen frei: Sollten wir nicht im studentischen Alltag und vor allem bei unserer späteren Tätigkeit in Kindertagesstätten, Altersheimen, Schulen usw. den Tag mit einem solchen Frühstück beginnen? Mit Kindern und Schülern Lebensmittel (im Sinne von Prof. Kollath) einkaufen und zu lebensspendender Nahrung verarbeiten, Eltern, Familien und Kantinen ermuntern, gleiches zu tun!

Wir erkannten: Man kann als Sozialpädagoge/Sozialarbeiter in der Praxis entgegen allen Skeptikern doch etwas verändern!

Auf Anregung unseres Dozenten, Prof. Ernst Müller, plante unsere Arbeitsgruppe eine Exkursion nach Lahnstein und setzte damit eine Tradition fort, die schon seit mehreren Semestern besteht. Erstaunlich viele Studenten waren in der Hoffnung auf neue »wohlschmeckende« Erfahrungen interessiert, daran teilzunehmen. Die Erwartungen wurden nicht enttäuscht. Nach einer herzlichen Begrüßung durch Frau Gutjahr wurden wir zum Frühstück eingeladen: Frischbreimüsli, was sonst, aber diesmal war's Brukers Original und schmeckte gleich noch viel besser!

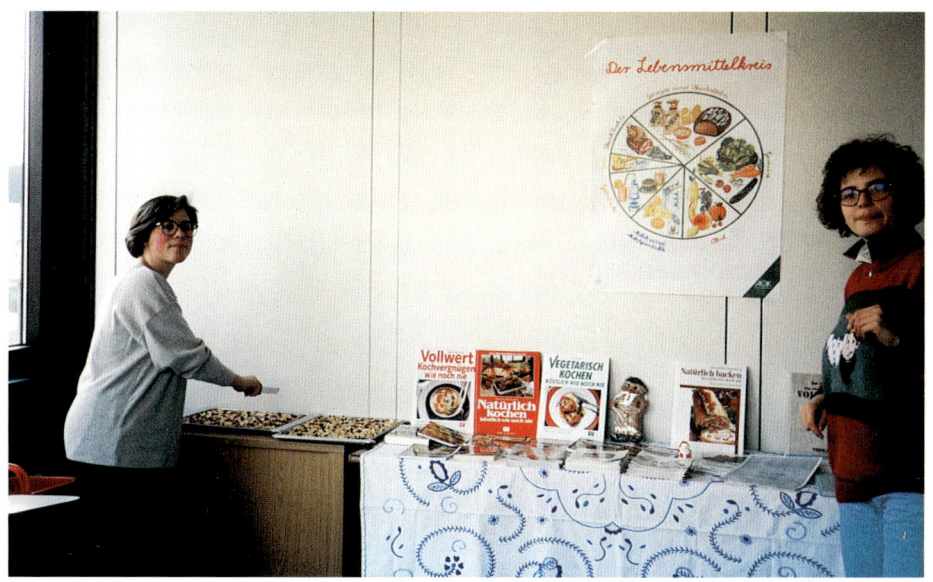

*Studentinnen der Fachhochschule Wiesbaden
bei der Demonstration vitalstoffreicher Vollwertkost*

*Dr. Bruker:
Ärztlicher Rat aus ganzheitlicher Sicht*

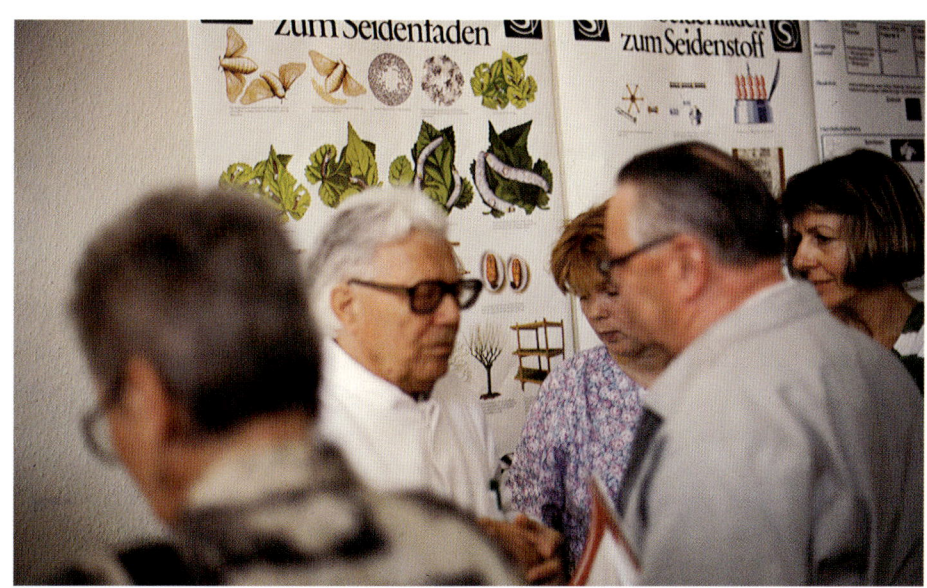

Danach hatten wir Gelegenheit, an der »öffentlichen Sprechstunde« teilzunehmen. Ich war beeindruckt von dem Vertrauen, das die Menschen Dr. Bruker entgegenbrachten. Viele nahmen eine weite Anreise in Kauf, um sich bei ihm Rat und Hilfe zu holen.

Dr. Bruker war in seiner herzerfrischenden, offenen und fröhlich gelassenen Art die beste Reklame für die von ihm postulierte Ernährungsweise und Lebensführung.

Nach dem Mittagessen, das uns erneut zeigte, wie gut auch eine vollwertige Mahlzeit schmecken kann, trafen wir uns mit Dr. Bruker zu einem Gedankenaustausch in kleiner Runde. Sein Engagement in Sachen Ernährung und Gesundheit, trotz aller Angriffe seitens der Industrie und die starke persönliche Ausstrahlung haben uns sehr beeindruckt. In der Diskussion entwickelten wir eine interessante Konzeption zur Ergänzung unseres Studienganges Sozialwesen: »Wie wär's eigentlich«, fragte unser Dozent während des Gespräches mit Dr. Bruker und Frau Gutjahr, »wenn wir in unseren Studiengang die Zusatzqualifikation zum/zur Gesundheitsberater/Gesundheitsberaterin einbauen würden? Begeisterung und Zustimmung von allen Seiten. Und allen Zweiflern zum Trotz gibt es zum Einstieg in diese Überlegung im Wintersemester 1992/93 erstmals ein Seminar zu dem Thema: »Gesundheitsberatung in der Ausbildung und in der Praxis von Sozialpädagogen«. Ich bin sicher, daß dabei auch wieder ein »Abstecher« nach Lahnstein erfolgt.

Um all denen, die an der Exkursion nicht teilnehmen konnten, einen Einblick in unsere Erfahrungen zu geben, gestaltete die AG Ernährung einen zusätzlichen Seminartag mit Fragestunde, Informationsmaterial, Informationsbroschüren, Kochbüchern, Sachbüchern und Kostproben aus der Vollwertküche.

Wir sind sicher, daß wir durch die Reflexion und die Gespräche ein wenig dazu beigetragen haben, Ernährungsunsitten zu erkennen und nach Möglichkeiten zu suchen, diese positiv zu verändern.

Nach diesem Bericht aus der eigenen Arbeitsgemeinschaft noch einige Kurzberichte über die Ergebnisse und Aktivitäten der anderen Arbeitsgruppen. Viele Gruppen sind (wie wir) vor Ort gewesen und haben im Seminar über ihre Erlebnisse berichtet: Die AG »Architektur ist gebaute

Pädagogik« war nach Frankfurt gefahren, um sich den im Bau befindlichen, von Hundertwasser geplanten Kindergartenneubau anzuschauen. Sie brachten Bilder von provozierend krummen und schief gebauten Wänden mit, Fenstern, Türen und Böden, die ungewöhnliche Formen boten. Das Konzept, das hinter dieser Planung steht, ist der Versuch, Kindern eine möglichst natürliche Umwelt bereitzustellen. Die Maurer machen deshalb die Wände ein bißchen schief, legen Räume höhlenartig an, gestalten die Höhe der Räume so, daß auch Platz für Bäume bleibt usw. Man stelle sich das Vergnügen der Kinder vor, die diesen Kindergarten einmal bevölkern werden. Großes Vergnügen bereitete uns die Vorstellung, daß die Kinder im Sommer auf dem begrünten Dach Blumen pflücken und im Winter Schlitten fahren. Bei einer späteren Tätigkeit in diesem Bereich der Kindertagesstätten werden wir sicherlich alles Erdenkliche tun, daß ähnlich gestaltete Einrichtungen auch in anderen Städten entstehen.

Die AG »Ökologisches Lernen« versuchte, die Räume, wie sie uns in dem Modell von Hundertwasser vorgestellt wurden, mit pädagogischen Inhalten zu füllen. Ich zitiere aus dem Bericht der Arbeitsgemeinschaft: »Ökologisches Lernen bedeutet, die Zusammenhänge des menschlichen Handelns und dessen Auswirkungen auf die Natur und Umwelt zu begreifen«, um daraus einen verantwortungsvollen Umgang mit der Natur und den Mitmenschen zu erlernen. ... Entscheidend bei all diesen Dingen ist jedoch die Grundeinstellung, die sich hinter der Person des Pädagogen verbirgt. Von seiner Persönlichkeit hängt alles ab. ... Lernen soll nicht mehr nur über Wissen und über abstraktes Vermitteln von Wissen geschehen, sondern über den Körper mit all seinen Gefühlen.«

In diesem Zusammenhang vermittelte uns unser Dozent Konzeptionen, die das Lernen »mit Kopf, Herz und Hand« zum Prinzip pädagogischen Handelns machen. Erstaunlich war für uns zu hören, daß dieses Lernprinzip, das Lernen mit Kopf, Herz und Hand also, schon von der Reformpädagogik in den 20er Jahren entdeckt wurde. Wir fragten uns, was eigentlich die Gründe waren, daß solch fruchtbare Ansätze in den letzten Jahrzehnten unberücksichtigt blieben!

Geheimer Flirt auf Knien

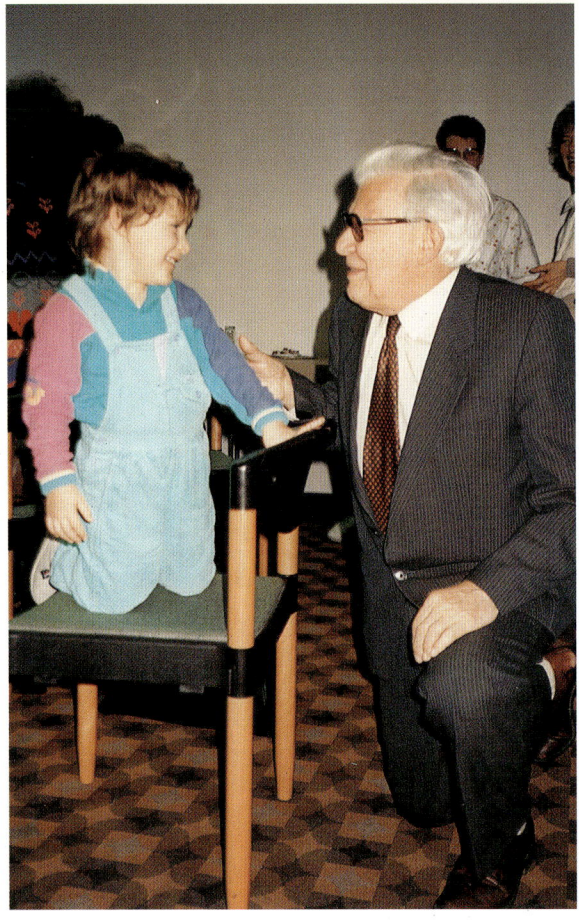

Dem Geheimnis des Verdauungstrakts auf der Spur...

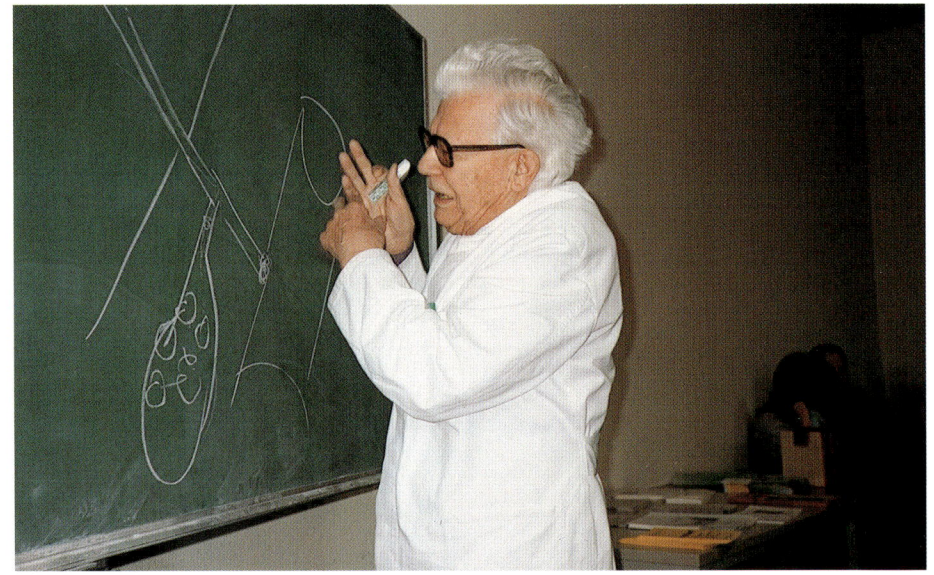

Prof. Müller setzt uns am Ende der Seminarstunde zum Thema »Ökologisches Bauen und ökologisches Lernen« in Erstaunen, als er eine jüngst an der Fachhochschule verfaßte Diplomarbeit vorzeigt, die das Thema »Architektur ist gebaute Pädagogik« zum Gegenstand hatte. Spannend – denkt der eine oder der andere; ob die gemachten Ausführungen zum Thema dazu anregen, ähnliche Themen für die Abschlußarbeit zu wählen?

Nicht weniger spannend war der Bericht der AG, die sich mit dem »Ökologischen Landbau« beschäftigte. Zunächst erfahren wir etwas über die 8-Felder-Wirtschaft und die Tatsache, daß bei dieser Form der Bewirtschaftung weder künstliche Düngung noch chemische Schädlingsbekämpfung notwendig sind.

Besonderen Wert legte die Gruppe in ihrem Bericht auf die Darstellung des Naturverständnisses und den daraus sich ergebenden Konsequenzen im Umgang mit der Natur. Ein Zitat aus diesem Bericht soll dieses Naturverständnis näher erläutern: »Es zeigt sich, daß der biologisch-dynamische und der biologisch-organische Landbau seine Bewirtschaftungsweise als eine Ganzheit betrachtet, sein Einwirken in dieses System von genauer Kenntnis und Beachtung seiner Zusammenhänge getragen wird. Man ist bestrebt, die landwirtschaftliche Einheit in ihrer Eigenproduktivität und Gesunderhaltung im Sinne der Pflanzen, der Tiere und der Menschen zu fördern. Sein Handeln ist somit geprägt von einer Ehrfurcht gegenüber den lebendigen und natürlichen Lebensprozessen der biologischen Einheit Landwirtschaft.«

Was diese 8-Felder-Wirtschaft mit Sozialarbeit zu tun hätte, fragt ein etwas irritierter Student. Als ob Prof. Müller auf diese Frage gewartet hätte, bittet er um eine kleine Pause und eilt in der Zwischenzeit in sein Arbeitszimmer. Er bringt von dort Bilder von einem Praktikum einer Kommilitonin mit, das diese im Rahmen unseres integrierten Studienganges als zweite Phase der Ausbildung absolvierte. Die Fotos zeigen die Arbeit mit Drogenabhängigen auf einem ökologisch bewirtschafteten Hof.

Nicht ohne Erstaunen entnehmen wir den Erläuterungen zu den Bildern, daß die Beschäftigung von Drogenabhängigen auf dem ökologisch bewirtschafteten Gut als Einübung in ein Handeln verstanden wird, das geprägt wird von der Ehrfurcht gegenüber den lebendigen und natürlichen Lebensprozessen. Die ökologische Wirtschaftsweise und der sich dahinter verbergende Umgang mit der Natur gilt also als Paradigma, als beispielhaftes Modell für die eigene Lebensführung und hat sich als erste Einübung in einen eigenen liebevollen und verantwortlichen Umgang mit dem eigenen Körper und dem eigenen Leben als optimale Drogentherapie bereits bewährt und etabliert. Ein Gedanke, der für uns alle zugleich neu und faszinierend war.

Zum Abschluß noch einen Bericht einer Kommilitonin aus der AG »Hospizbewegung«. Die Referentin arbeitet seit längerem in dem Verein »Auxilium« und ist zugleich Mitglied des »Christophorus-Vereins« in Wiesbaden. Bei diesen gemeinnützigen Vereinen handelt es sich um zwei Einrichtungen, die in Anlehnung an die amerikanische Hospizbewegung alternative Formen der Sterbebegleitung von Schwerkranken praktizieren. Zentrale Aussage der Referentin: »So wie du lebst, so stirbst du auch.«

Wir sind erstaunt, wie viele in der Gruppe schon in unterschiedlichen Situationen mit dem Thema »Sterben« konfrontiert wurden: Beim einen waren es die Großeltern, beim anderen die Mutter, bei der nächsten eine Freundin, die vorbereitet oder unerwartet dieses irdische und endliche Leben hinter sich ließen. Wir erkannten, wie zentral das Thema Tod mit der Frage einer ökologischen Sichtweise von Mensch und Welt zusammenhängt: Wälder sterben, Flüssen und Meeren droht der Tod.

Eine Kommilitonin greift bei dem Gruppenbericht zum Thema »Hospizbewegung« auf eine Arbeit aus früheren Seminaren zurück: »Sterben im Krankenhaus« war ein Thema aus einem vergangenen Seminar, bei dem die Kommilitonen und Kommilitoninnen mehrere Tage in Krankenhäusern hospitierten und den dortigen Umgang mit dem Tod erlebten.

Angesichts des kühlen, angstbesetzten und hilflosen Umganges der Institution Krankenhaus mit dem Tod wurde uns die Relevanz des Rechtes nicht nur auf ein humanes Leben, sondern auch auf ein humanes Sterben deutlich. »Sollten wir Sterbepatenschaften gründen?«, so fragten wir uns. »Sollten wir später solche Gründungen von Patenschaften in unserer professionellen Arbeit anregen und unterstützen?« In der Tat wäre es sinnvoll und notwendig, parallel zu der etablierten Einrichtung von Paten für Kleinkinder, für uns alle nach einem Begleiter/einer Begleiterin oder besser nach mehreren umzuschauen, die einen menschlichen Rahmen für die letzte Phase unseres Lebens gewährleisten, die uns schützen vor möglichen Zugriffen der Apparatemedizin, das Fenster öffnen und die Sonne hereinscheinen lassen, wenn das eigene Lebenslicht erlischt.

Neue Fenster öffnen, Licht und Wärme zum Menschen bringen, klar und hellwach sein im Blick auf das eigene Leben; Kollath und nach ihm Dr. M. O. Bruker wiesen auf die Bedeutung von Lebensmitteln für menschliches Leben hin. Könnte die Tätigkeit als Sozialarbeiter/Sozialarbeiterin verstanden werden als lebensspendende Tätigkeit im elementaren Sinne? Als Ergänzung oder als Ersatz administrativer Interventionen und sozialstaatlich verordneter Hilfsprogramme? Es war im Rahmen des Seminars für uns alle schon packend, sich mit Fragen sozialer Arbeit auseinanderzusetzen und nach alternativen Möglichkeiten sinnvoller Betätigung in diesem Bereich Ausschau zu halten. Anregungen und praktische Hilfen, die wir auf dieser Suche erfahren haben, greifen wir dankbar auf.

Dr. Max Otto Bruker war für uns auf dieser Suche zu einem wegweisenden Vorbild geworden. In Hochachtung und Verehrung gratulieren wir ihm zu seinem Geburtstag und freuen uns auf weitere Begegnungen mit ihm.

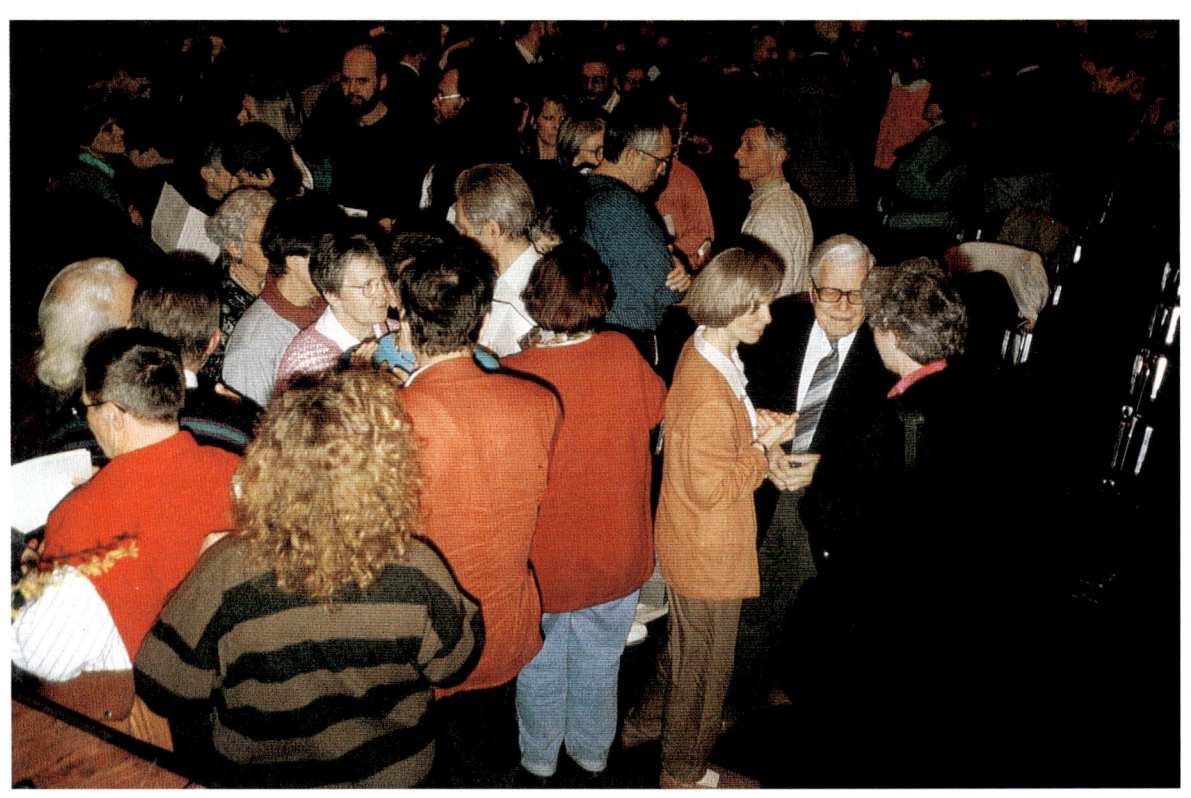

Ein Mann zum Anfassen

Al Imfeld
Evian – das Grundwasser in der Fremde

»In den Tropen, und erst recht in Afrika, soll kein Europäer einheimisches Wasser trinken. Dieses Wasser ist grundsätzlich verseucht. Darin stecken alle möglichen Krankheitserreger, mehr als ihr euch vorzustellen vermögt. Und so kommen von diesen tropischen Wassern lauter Krankheiten wie Malaria, Amöben, Ruhr, Durchfall oder Typhus. Wenn Europäer in Afrika überleben wollen, dürfen sie ja kein Brunnenwasser trinken. Alles uns fremde Wasser muß zuerst gekocht, gefiltert und in Flaschen abgefüllt im Kühlschrank aufbewahrt werden.«

So dozierte Dr. Gander stolz. Er war noch nie in den Tropen gewesen. Doch als Freund einer Missionsgesellschaft hatte ihn diese für ein paar einführende Kurse in Tropenmedizin für später ausreisende Missionare angestellt. Dr. Gander war ein bodenständiger Innerschweizer Arzt und dazu noch Chef des lokalen Spitals.

Er kam zu seinen Vorlesungen meist zu spät; sehr oft fielen diese ganz aus. Doch das machte einen gewaltigen Eindruck: der Arzt, direkt am Puls des Geschehens, entscheidend zwischen Leben und Tod. Und die Theologiestudenten hörten ihm – auch wenn sein Vorlesungsstil ganz unmöglich war – anders als den anderen Professoren zu. Warum? Das ist einer anderen Generation und Zeit schwer zu erklären. Er genoß als Arzt selbst für zukünftige Priester einen außerordentlichen Respekt. Sie waren ihm gegenüber überhaupt nicht kritisch. Ein Arzt hatte es unter Katholiken leichter als der Papst. Auch Theologiestudenten bewunderten Naturwissenschaft und glaubten ihr – im Gegensatz zur Theologie – alles. Diese tropische Aufklärung kam der sexuellen gleich. Und daher ging sie tief und blieb als Wissen stets anwesend.

Und mit diesem Glauben kam Pater Alois, alle nannten ihn schlicht und einfach Loisel, aus dem Luzerner Hinterland in die Mission nach Kamerun. Er wurde einem französischen Weißen Vater, Père Merlin, als

Vikar unterstellt und ging so durch die Initiation ins Missionsleben hindurch.

Der Pfarrer hatte eine schwarze Köchin angestellt. Sie betreute die Küche. Als der Pfarrer sie vorstellte, wies er stolz darauf hin, nein, nicht auf das gute Essen, sondern ihre Reinlichkeit. »Ihre Küche ist fleckenlos und alles ist stets in Ordnung. Sie sorgt dafür, daß nichts mit gefährlichen Bakterien befallen wird. Daher bin ich auch so gesund. Seit über zehn Jahren war ich nie krank hier im Busch.« Loisel gab Mama Katanga, so nannte sie alles, weil sie aus dem Belgischen Kongo kam, die Hand und bemerkte: »Ich hoffe, daß ich mich rasch und gut einlebe und ihr mit mir zufrieden seid.« Im Speisezimmer, wo Pfarrer und Vikar für sich separat aßen, stand ein Kühlschrank. Beim Aufstehen nach dem ersten Essen ging der Pfarrer mit Loisel auf ihn zu, öffnete ihn und zeigte ihm, was da so drin ist.

»Siehst du, zwei Flaschen Evian. Mama Katanga ist so gut, daß sie vom Haushaltungsgeld regelmäßig Evianwasser einkauft. So müssen wir kein Leitungswasser kochen und mühsam abfiltern.« Wie ein Blitz der Erinnerung kamen Loisel die Worte von Dr. Gander in den Sinn: »Ja kein Brunnen- und Leitungswasser in den Tropen!« »Evian, kennst du dieses Wasser?« fragte der Weiße Vater.

Loisel, als Luzerner Hinterländler und Sohn einer armen Bergbauernfamilie kannte sich in den Wassern dieser Welt nicht aus. Selbst in der Ausbildungszeit im Priesterseminar gab es bloß Brunnenwasser zu trinken. Einmal, ja irgendwann hatte er von Henniez gehört. Also erwiderte er: »Nein, ich weiß nicht, was Evianwasser ist.«

Damit hatte er dem Pfarrer in der weißen Soutane das richtige Stichwort zu seinem französischen Wasser-Chauvinismus gegeben. »Wir Franzosen haben das gesündeste Wasser der Welt. Wir können überall Naturwasser abzapfen und trinken. Dazu kommen all die Heil- und Mineralquellen. Gegen 5000 in Frankfreich. Zu Hause trinkt unsereiner ganz gewöhnliches Wasser. Doch hier in den Kolonien trinken wir Franzosen schlicht und einfach ›unser Wasser‹, und ›unser Wasser‹ ist Evian. Du wirst keinen Franzosen in einer seiner Kolonien finden, der nicht Evian trinkt. Evian ist unser Grundwasser in der Fremde.«

Und so lebten Pfarrer und Vikar zusammen und dahin. Sie aßen für sich allein. Mama Katanga kochte für sie und ersetzte die Flaschen Evian im Kühlschrank. Das Essen war wirklich exzellent. Zum Essen gab es ein Glas französischen Wein. Dazu Evian. Auch zwischendurch ging man zum Kühlschrank und schenkte sich ein Glas Evian gegen den Durst ein. Von derselben BSN-Firma wie Evian stammte das Kronenbourg-Bier: davon standen auch vier Flaschen im Frigidaire. Sie waren für den Sonntag nach den vielen Messen und Zeremonien am späten Nachmittag reserviert.

Der Pfarrer brachte Loisel – wie das zur Einführung eines Missionarslebens sich gehört – auch bei, daß man für die Messen am Sonntag im Busch oder auf den verschiedenen Außenstationen immer ein oder zwei Flaschen Evian mitnehmen mußte. Also waren Pfarrer und Vikar stets mit Evian unterwegs, und Mama Katanga sorgte dafür, daß immer genügend Flaschen mit Evian vorhanden waren.

Überall, wo diese und andere Menschen in Kamerun hinkamen, gab es Evian-Reklame von der französischen Firma BSN und an jedem Kiosk in der Stadt gab es Evian – genauso wie Kronenbourg – zu kaufen. Bloß weiter draußen, im Busch, wie man so sagte, gab es kein Evian. Höchstens noch Kronenbourg. Denn die gewöhnlichen Kameruner hielten nichts auf Evian; wogegen sie gegenüber Kronenbourg sehr wohl gewogen waren. Und so nannte es Père Merlin denn auch ganz stolz »das Wasser der Zivilisation«, weil bloß »die Besseren«, diejenigen, »die auf sich was hielten«, ganz innig oder fast süchtig mit Evian verbunden waren. Evian war für die Franzosen und die Ausländer da.

Doch kam Loisel, dem naturverbundenen Bergler aus dem Napfgebiet, diese Evian-Verehrung etwas übertrieben und sogar suspekt vor. Zumal sie alle in der Missionspastoral belehrt worden waren, das zu essen und trinken, was auch das Volk aß und trank. Warum sollte das kamerunische oder tropische Wasser ganz allgemein, das aus Quellen sprudelte oder aus der Tiefe kam, so schlecht, so verderblich, ja so zivilisationsfeindlich sein? Warum mußte ausgerechnet Wasser, das Leben gibt, Menschen trennen? Hatte er denn nicht gelesen, daß in Europa das Grundwasser wegen der landwirtschaftlichen Gülle und den industriellen Abfällen immer schlechter würde? Hier existierte von derartiger Verschmutzung noch nichts – außer in den Städten oder in bestimmten Dörfern, wo es keine Abwasserregelung gab. So nach und nach kamen Loisel Zweifel sowohl an Dr. Gander von anno dazumal wie erst recht an dem chauvinistischen Wasserkult der Franzosen von heute. Er nahm eine wichtige Entscheidung vor: Zuerst wollte er auf die Außenstationen kein Evian mehr mitnehmen, und später, wenn er sein eigener Boß sein würde, wollte er Evian aus dem Haushalt verbannen.

Dieser Entschluß hatte Folgen. Er teilte Mama Katanga mit, daß er in Zukunft kein Evianwasser mehr in die Dörfer hinaus mitnehme. Zuerst schlug Mama Katanga die Hände über den Kopf zusammen: Solche Sorgen schien sie sich um den jungen Missionar zu machen. Sie meldete die Evian-Verweigerung sofort dem Pfarrer. Dieser schmetterte über ihn hinweg eine Kultur-Lektion ohnegleichen: »Was maßen Sie sich an? Welche Verantwortungslosigkeit! Alle, die Christen geworden sind, haben das Recht auf den Schutz des heilen Wassers. Die Leute erwarten, daß Sie die Messe mit französischem Wein und Evian zelebrieren...« Und so weiter und weiter. Père Merlin wollte nicht mehr aufhören.

Nach einer rechten Kapuzinerpredigt fügte er noch hinzu, daß auch Mama Katanga sich schwere Sorgen um ihn machen würde. Sogar sie würde erkennen, daß er langsam »verbusche«. Das war der schwerste Vorwurf vom Präfekten oder vom Bischof einem Missionar gegenüber. Als Missionar hatte man in der französischen Kolonie auch Zivilisationsträger zu sein.

Doch Loisel hatte sich vorgenommen, sich mit den Armen zu solidarisieren und sich nicht vom Volk zu entfremden. Langsam begann er die Franzosen zu verabscheuen. Dieser Chauvinismus ging sogar ihm auf die Nerven, wie erst mußte er die Einheimischen treffen! Er wurde traurig, daß die Köchin seine Geste nicht verstand. Er mußte mit ihr reden.

Eigentlich gab es keine Gelegenheit, allein mit ihr zu reden, denn er traf sie nur, wenn sie die Speisen auftrug. Aber er nahm sich etwas Verbotenes vor. Und da kam es zur großen Offenbarung.

Frech trat er eines Tags nach dem Mittagessen, nachdem der Pfarrer seine Siesta begonnen hatte, in die Küche von Mama Katanga. Was sah er da? Sie füllte eben Leitungswasser in Evianflaschen ein. Sie erschrak furchtbar und gab sich geschockt, daß sie bei etwas erwischt worden war, das niemand wissen durfte. Loisel lächelte. Dieses Schmunzeln löste sofort alle Abwehr auf und machte Mama Katanga zur Komplizin.

Loisel mußte einfach lachen und sagte dann: »Das ist also das französische Wunderwasser, das Wasser der Fremde!«

Mama Katanga fragte bloß: »Was soll ich nun tun? Sind denn nicht afrikanische Wasser genauso gut wie Evianwasser? Stellen Sie sich vor: Noch nie war der Pfarrer in den letzten zwölf Jahren krank, obwohl er kein Evianwasser trank. Es war stets unser Wasser. Gut, ich gebe zu, daß es für mich schlimmer ist, daß ich etwas geschwindelt habe, denn auf meinem Haushaltungsbudget steht natürlich Evian. Doch mir würde das Geld, das der Pfarrer mir so knausrig gibt, niemals gleichzeitig zu einem guten, gesunden Essen und diesem sehr teuren Evianwasser reichen. Stellen Sie sich doch vor, allein in diesem Haushalt brauchen wir täglich mindestens vier Flaschen. Ich habe mich für ein wahrhaftes Essen entschlossen. Verdient habe ich am Schwindel nichts.«

Loisel sagte bloß: »Schon gut, schon gut. Machen wir weiter so. Bloß lassen Sie sich nicht vom Pfarrer erwischen.«

Erst dann fiel es Loisel ein, daß er gar nie leere Flaschen von Evian gesichtet hatte.

In seinem späteren Missionsleben hatte er ein besonderes Auge auf solche Dinge. Bald fand er heraus, daß überall mit Wasser gemogelt wurde. Wichtig war das Aufstellen einer Evian-Flasche und der Glaube an den Inhalt. Der Rest – der ging eigentlich mit jedem Wasser.

Doch so wurden einst von Wissenschaft und erst recht Kolonialfirmen Missionare in die Mühle des Chauvinismus und der Zivilisation eingespannt. Sie mißbrauchten Wasser; sie spannten fremde Wasser für Zeremonien oder gar als Symbole ein. Franzosen würden heute noch nicht zugeben, daß Evianwasser nicht heiligte sondern trennte. Ich traf Loisel in Kamerun, als er eben daran war, eine Predigt über den Rassismus der stillen und reinen Wasser vorzubereiten.

Prof. Dr. Otmar Wassermann

Risikofaktor Mensch
oder
Wann lernt der Affe endlich?

Otmar Wassermann ist, wie seine Zuhörer wissen, ein scharfzüngiger Redner, Radikaldemokrat und unbestechlicher Wissenschaftler. Den folgenden Auszug aus seinem Vortrag »Unser Umgang mit Fremdstoffen – Rückblick, Bilanz und Protokoll« auf der GGB-Tagung am 1. Oktober 1988 überläßt der Kieler Gelehrte Dr. M. O. Bruker als Geburtstagsgeschenk.

Der Risikofaktor Mensch, wenn er mit psychopharmakologisch manipuliertem Gehirn Kernkraftwerke, Düsenjäger, chemische Fabriken, Medienkonzerne oder ganze Kontinente bedrohende Waffenarsenale, Risikotransporte oder weitreichend oft äußerst riskante politische Entscheidungen steuert, wird zur nicht mehr kalkulierbaren und daher auch nicht mehr verantwortbaren Gefahr.

Mir fallen spontan so ein paar Ortsnamen ein bei dieser Gelegenheit: Wackersdorf, Mutlangen, Memmingen, Brockdorf, Gorleben und viele andere. Sollen wir warten, bis vielleicht Regierungen von Atom-, Polizei- oder Inquisitionsdemokraturen befriedigende Mengen von Psychopharmaka dem Trinkwasser zusetzen, um aus der aufmüpfigen Bevölkerung lethargisches und damit willfähiges Stimmvieh zu machen, nach dem Rezept der völlig unsinnigen Zwangsfluoridierung, anstatt den Zuckerkonsum zu drosseln?

Fremdstoffe sind aber auch die die 4000 bis 5000 zugelassenen Nahrungsmittelzusatzstoffe – fast alle sind entbehrlich. Insektizide, Herbizide, das heißt alle Pestizide – ein bekanntlich lukrativer Weltmarkt –

zahllose Chemikalien in Gewerbe, Technik, Wissenschaft, etwa 1500 radioaktive Isotope in einem Atomreaktor. Die Atomenergie spricht von dem »radioaktiven Inventar«. Sehr gepflegte Sprache, nicht wahr? Und wir wissen ja, nach Tschernobyl, das war nicht nur Jod 131, was da herüber kam, aber was uns zunächst in politischer Panik vorsätzlich falsch als Information angeboten wurde. Und einige von diesen künstlichen Radioisotopen sind natürlich auch in den Abwässern der AKWs und der Wiederaufbereitungsanlagen und in deren Abgasen, die aus diesen ganz unscheinbaren schlanken Schornsteinchen in unserer Atemluft entsorgt werden.

Fremdstoffe sind auch Rausch- und Genußmittel: Im Zigarettenrauch kennt man inzwischen weit über 10000 Einzelstoffe – das ist eine Information aus der Zigarettenindustrie. Unzählige Fremdstoffe stammen auch aus vielen Gebrauchsgegenständen – in Innenräumen, in Wohnungen, in Kraftfahrzeugen. Angedeutet seien hier nur Formaldehyd, Isozyanate, Lösungsmittel, hochreaktive Monomere aus Kunststoffen, wie PVC, aus Klebern, aus Farben, Perchloräthylen aus Reinigungsfirmen und anderen industriellen Quellen. Ich möchte Sie mit der Aufzählung hier nicht langweilen, aber auch die steigenden Schadstoffkonzentrationen im Grund- und Trinkwasser, die Abgasmengen in vielen Millionen Jahrestonnen allein in der Bundesrepublik Deutschland mit extrem komplexer Zusammensetzung, dies alles müssen Sie sich vergegenwärtigen! Sie müssen wissen, daß von diesen 60000 bis 80000 Handelschemikalien, die im Handel sich befinden, wie der Name sagt, weit weniger als fünf Prozent toxikologisch überhaupt annähernd untersucht werden.

Die Entwicklung läuft rasant weiter. Zur Zeit werden weltweit pro Tag etwa 1500 neue Substanzen, chemische Substanzen, nicht nur produziert, sondern veröffentlicht. Und die Toxikologie braucht für eine Reinsubstanz, für die Erarbeitung der Grunddaten, die wir dann anfangen können, auf den Menschen zu übertragen, vorsichtig geschätzt, weit über fünf Jahre. Es leuchtet ein, daß sich der Mensch mit seiner langen Generationszeit von etwa 25 Jahren an seine bald zehn Millionen neuen Stoffe, die er geschaffen hat, niemals gewöhnen wird.

(...) Jetzt verspreche ich Ihnen, daß ich auch ganz schnell zum Ende komme, aber nicht ohne Ihnen noch eine kurze Geschichte erzählt zu haben, nämlich die vom hundertsten Affen, selbst auf die Gefahr, daß etwa zehn oder zwanzig von Ihnen sie noch nicht gehört haben. Das ist kein Märchen, sondern das ist wissenschaftlich korrekt beobachtet, ja ein Phänomen, muß man sagen.

Es sind japanische Verhaltensforscher gewesen, die auf einer Insel eine isolierte Affenfamilie, eine große Sippe, in den 50er Jahren mit Süßkartoffeln versorgt haben. Sie haben diese Süßkartoffel einfach in den Sand geworfen. Und die Affen waren unheimlich scharf auf diese leckeren Kartoffeln, aber dieser Sand, der hat sie zwischen den Zähnen fürchterlich gestört. Sie haben gegessen und geknirscht, bis ein – ich bitte genau hinzuhören –, bis ein junges Affenmädchen auf die Idee kam, durch Zufall vielleicht oder durch Intuition, wir wissen es nicht, in einem benachbarten Bach diese Kartoffeln zu waschen. Und sie merkt: Ha, das ist ja eine tolle Erfindung! Sie hat es ihrer Mutter beigebracht und es ihren Spielkameraden beigebracht. Da waren sicher ein paar Jungs dazwischen – nicht alle Männer sind blöde! –, und diese Kinder, die haben es dann ihren Eltern beigebracht.

Nur die, die auf ihre Kinder gehört haben, haben dann nicht mehr mit den Zähnen knirschen müssen. Die, die nicht auf die Kinder gehört haben, die haben weiterhin die versandeten Kartoffeln gefressen und sich die Zähne abgerieben usw. Aber haben Sie gemerkt? Es war bisher nur von den Frauen die Rede. Diese Männer, diese Affen, waren mit Wichtigerem wahrscheinlich beschäftigt: Sie gingen raufen, in den Bambusbusch und holten sich dicke Knüppel, um sich die Schädel einzuschlagen. Das ist viel wichtiger.

Es kam dann – die Beobachtung hat über viele Jahre gedauert – ein entscheidender Zeitpunkt. Es hat sich die Zahl derjenigen, die endlich diese soziale und kulturelle Entwicklung mitgemacht haben, die hat sich einer Zahl genähert, die wir als kritisch betrachten, als hoffnungsvoll. Plötzlich sprang nämlich diese Erkenntnis auf die gesamte Affengesellschaft über.

Das Phänomen, was eigentlich der Toxikologe so nach alter reduktionistischer, linearer Denkweise geschult, nicht versteht, ist, warum ist diese Erkenntnis sogar auf weit entfernte andere Inseln zu anderen Affenfamilien übergesprungen. Das ist jedoch verbürgt.

Hier müssen wir ansetzen, liebe Mitmenschen. Ich für meine Person bin gerne der hundertste Affe. Ich glaube, Sie sind es auch. Wir sollten es jedem, mit dem wir so zu tun haben, sagen, jedem, mit dem wir sprechen. Denn das nächste Mal, Herr Dr. Bruker, da bringt jeder drei oder vier überzeugte Menschen zusätzlich mit. So haben wir vielleicht in zehn Jahren eine komfortable Mehrheit, sagen wir von 40 Millionen.

Was bringt den Doktor um sein Brot?
a) die Gesundheit
b) der Tod.
Drum hält der Arzt, auf daß er lebe,
uns zwischen beiden in der Schwebe.
Eugen Roth

Aziz Niang

Die Stimme des dunklen Kontinents über den Menschen M. O. Bruker

Sie (diese Stimme) ist vor allen Dingen pechschwarz, sanft, leise, aber echt. Sie ist kritisch, aber freundlich, unauffällig, dennoch aufmerksam. Sie ist nachfühlend, aber tolerant, unsichtbar aber präsent.

Am Rande des Geschehens hat sie Dr. Bruker unter die Lupe genommen und ist der Frage nachgegangen: Wer ist Dr. Bruker?

Für die einen ist er der Prediger, der Fanatiker, der Ernährungsapostel, für die anderen der Idealist, der Kämpfer, der Bekämpfte und für wieder andere der Unbequeme, der Gefürchtete, der Schriftsteller, der Arzt. Diese unterschiedlichen Titulierungen ergeben sich teilweise aus Vorurteilen und zeigen, daß das Allerwichtigste außer acht gelassen wird, nämlich der Mensch! Unter dem Menschen ist der Aufrichtige, der Gerechte, der Besorgte, der Helfer, die, glücklicherweise unbestechliche, Autorität und der Kritiker, vor allem aber der Freund zu verstehen. Der Aphoristiker Lichtenberg meint: »Alles was der eigentlich weise Mensch tun kann, ist, alles zu einem guten Zweck zu leiten und die Menschen zu nehmen, wie sie sind.«

Folgende Erinnerung zeigt die verirrte Phantasie der Menschenbetrachtung: Mitte der fünfziger Jahre, als der 2. Weltkrieg ein für allemal beendet schien, ging die kriegerische Lehre der Nachkriegszeit in Afrika durch die Kolonialherren Frankreich erst richtig los. Was auch immer die Gründe gewesen sein mögen, die Prägung dieser Lehre beruhte auf leidenschaftlicher Verteufelung vieler unschuldiger Menschen bzw. eines Volkes. Wir hatten gelernt, den Begriff böse mit allem, was deutsch war, zu identifizieren. Dieses Böse war uns Kindern so eingehämmert worden, bis das Menschenbild »Deutsch« völlig verschwand. Für uns Kinder war »Allemand« (Deutscher) das Ungeheuer, ein Teufel mit besonders boshaftem Charakter. Durch die Medien war er der Häßliche, der Gefährliche, der Besessene und im Kino war er der unbestreitbare Verlierer. Vor Raubtieren und dergleichen hatten wir kaum Angst, wohl aber vor »Allemand«. Die Spätwirkung dieses Verfahrens hatte uns soweit gebracht, daß wir uns vor allen Weißen fürchteten. Sie waren besonders merkwürdige Menschen. Wir nahmen an, daß sie nicht weinen können, weil sie kein Herz besitzen. Es ist daher kein Zufall, daß bei uns der Teufel von weißer Gestalt ist.

Heute habe ich die glückliche Erfahrung gemacht, daß die ehrlichsten und liebenswürdigsten Menschen, denen ich begegnet bin, Deutsche sind. Unter denen ich mit großer Freude Dr. Bruker und seine Mitarbeiter nenne. Die GGB-Tagungen sind für mich Pilgertage in die »Heilige Stadt Lahnstein« geworden. Von der emotionalen zerstörerischen Lehre Mitte der fünfziger Jahre in meiner Heimat Senegal kann man schließen, daß Menschen leider Menschen nicht nehmen, wie sie sind, sondern, wie sie sie haben wollen. Menschen werden durch Menschen schlecht gemacht bis zur Unglaubwürdigkeit. Wenn das nicht ausreicht, werden sie verteufelt.

Dagegen sagt Martin Buber: »Alles wirkliche Leben bedeutet Begegnung.« Bruker hat diesen Gedanken immer gelebt. Er ist immer ein lebendiger Mensch geblieben, weil er immer ein begegnender Mensch geblieben ist. Und er lebt seinen Beruf als Arzt, einen der schönsten Berufe überhaupt, um den Menschen beizustehen. Sein einziger »Verstoß« ist es, daß er immer versucht, gewissenhaft und menschenwürdig dieser Aufgabe nachzukommen. Aus dieser Überzeugung heraus hat er sich seine Lebensaufgabe gestellt, indem er die »Gesellschaft für Gesundheitsberatung« ins Leben gerufen hat. Die GGB ist parteipolitisch und konfessionell neutral und wirtschaftlich unabhängig. Sie verfolgt ausschließlich und unmittelbar gemeinnützige Zwecke im Bereich der Lebens- und Gesundheitsfragen. Sie behandelt die bedrohlichen Probleme in allen Lebensbereichen unserer Zeit und schlägt Alarm.

Epiktet schrieb: »Nicht die Dinge verwirren den Menschen, sondern die Meinungen über die Dinge.« Gerade die Meinungen über die Dinge haben zu manipulierten Ansichten geführt, so daß sie die Lebensge-

Die Mitstreiter – einige von Tausenden

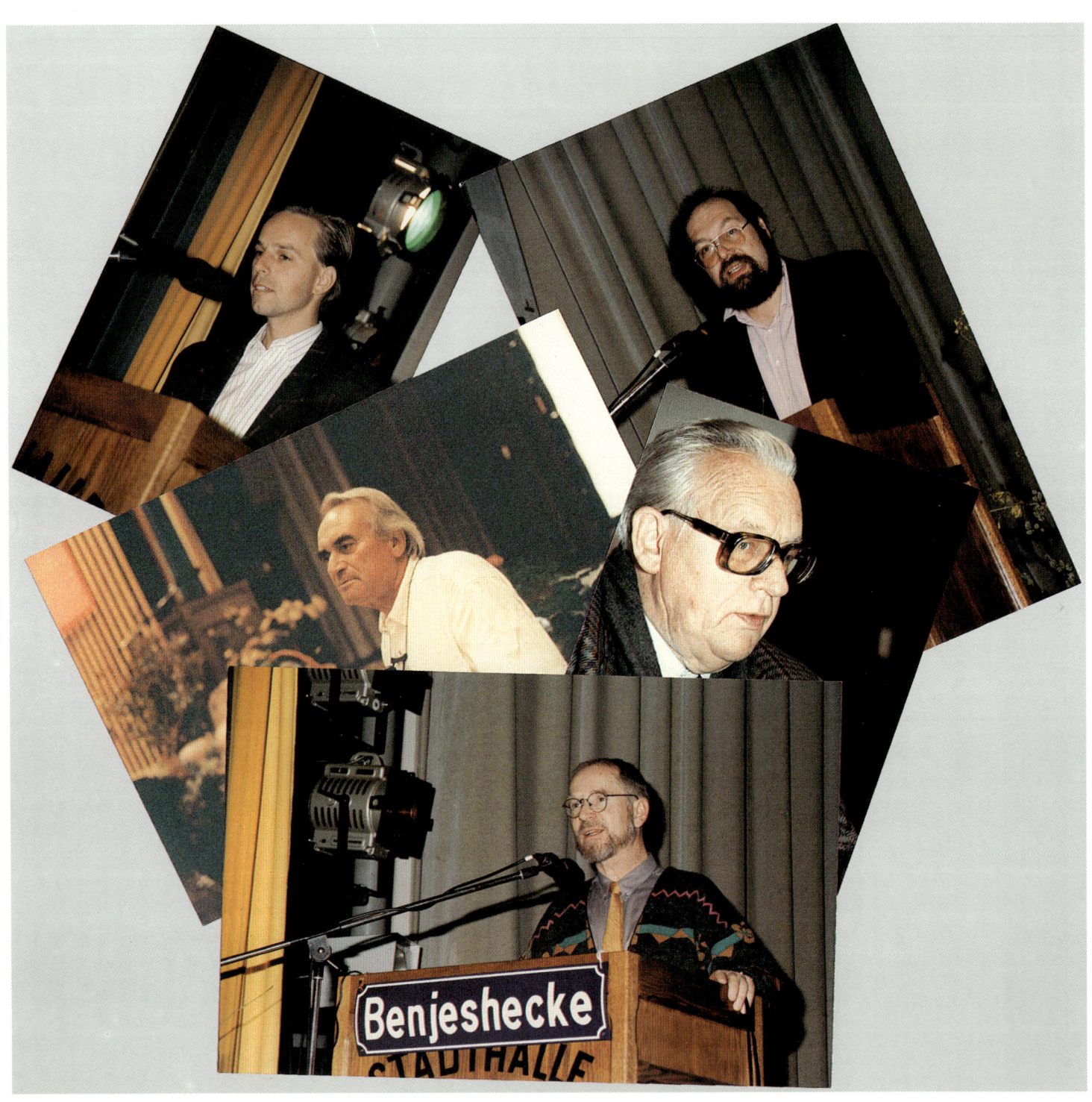

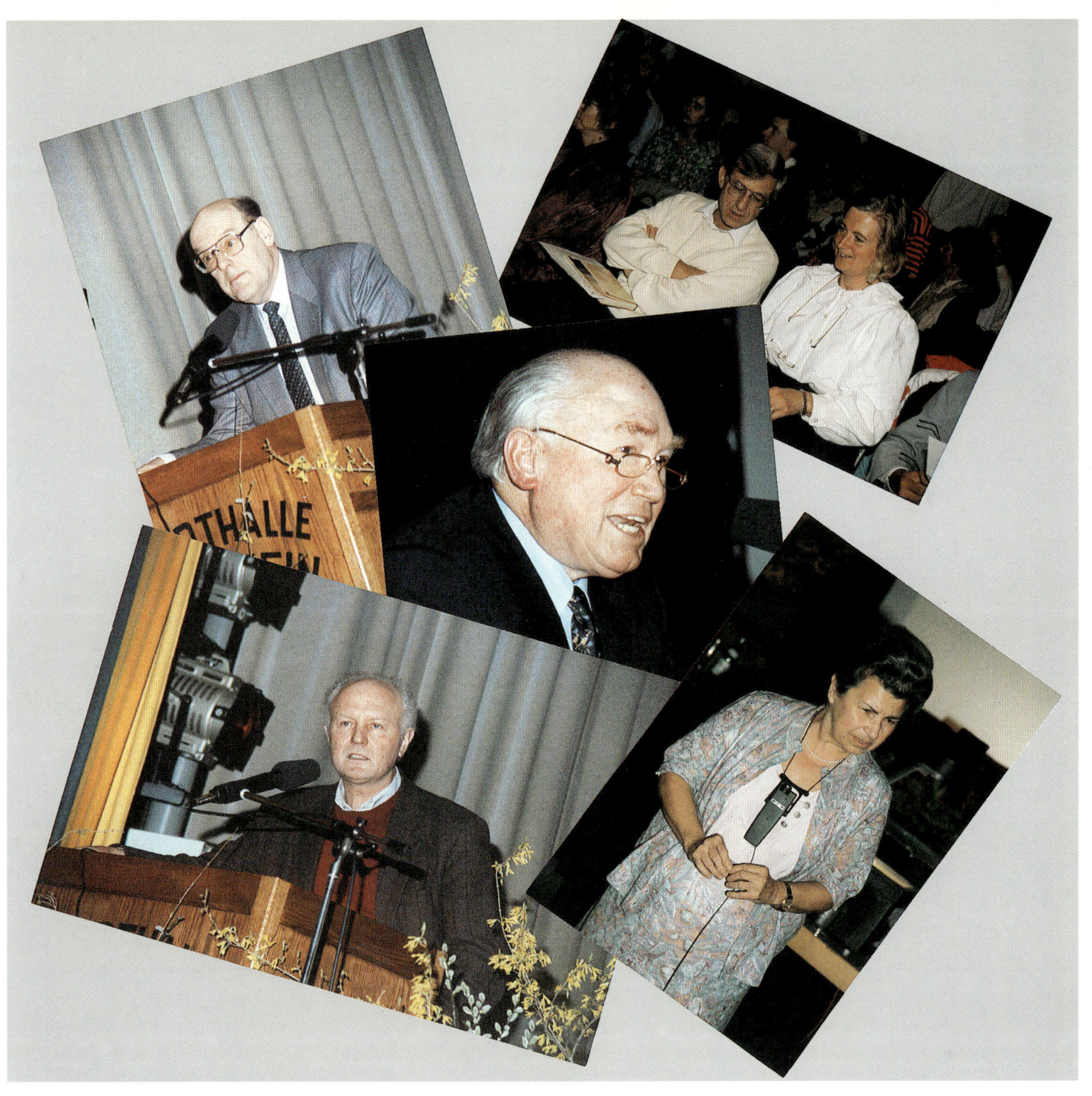

Seite 156/157 von links oben nach rechts unten:
Dr. Christfried Preußler, Udo Pollmer, Dr. Walther H. Lechler, Prof. Dr. Erwin Ringel,
Hermann Benjes, Dr. Werner Hartinger, Dr. Franz Alt, Helma Danner, Prof. Dr. Julius
Hackethal, Prof. Dr. Otmar Wassermann, Dr. Jirina Prekop

wohnheiten und die Denkweise der Menschen fundamental und irreführend geändert haben. Dieses Ergebnis hat die sogenannte zivilisierte Welt zu verantworten. Diese in Wahrheit degenerative Zivilisation ist das Übel der Menschheit. Warum um Himmels willen, warum werden Menschen arm »konserviert«, mißachtet, ausgebeutet und krank gemacht? Warum? Weil Menschen es so wollen. Solange es jedoch Menschen gibt, die das Wissen besitzen und dieses »Warum« den Menschen vorenthalten, werden dunkle Praktiken gegen den Menschen nie aufhören. Bruker wehrt sich gegen diese Intrigen. Er nennt die wahren Schuldigen beim Namen. Er deckt Machenschaften auf. Die Welle der Einschüchterungsversuche, Verleumdungen, Drohungen findet kein Ende. Man boykottiert und sabotiert seine Veranstaltungen. Erfreulicherweise bekommt der Schwabe Bruker trotz allem keine weichen Knie, eher steht er unbeugsam stabil und aufrecht! Wahrscheinlich hat Hesse recht: »Damit das Mögliche geschieht, muß das Unmögliche immer wieder versucht werden.«

Woher schöpft ein Mensch diese Energie, um diese nervenzehrenden Auseinandersetzungen und dazu noch einen 16stündigen Arbeitstag unbefangen durchzustehen? Das Geheimnis dieses unermüdlich einsatzfreudigen, liebenswürdigen und mutigen Menschen liegt zweifellos in dem Glauben an die Unbeirrbarkeit der Natur und darin, im Zeichen des Skorpions geboren zu sein. Der Skorpion-Mensch, sagt der Astrologe, hat etwas Dämonisches, Unheimliches. Skorpione sind geborene Rebellen. Sie erschöpfen ihre Kräfte nie, wenn sie gegen etwas anrennen, sondern kräftigen sich aufs neue gerade durch das Anrennen. Skorpione sind Individualisten und Einzelkämpfer.

Leben ist wissenschaftlich nicht erfaßbar. Deshalb ist der Begriff der Lebendigkeit in den Augen der sogenannten Wissenschaft unwissenschaftlich (Bruker). Seine ganzheitlichen medizinischen Heilungsprinzipien, seine Denk- und Handelsweise haben ihn dazu geführt, von der dogmatischen Lehre der Schulmedizin Abschied zu nehmen. Eine nur symptomatische Behandlung, wie sie die Schulmedizin lehrt, ist ihm unzureichend! Vielmehr strebt er die Wahrheit nach der Suche der Krankheitsursache an. »Des Arztes höchster und einziger Grundsatz ist es, kranke Menschen gesund zu machen, was man heilen nennt« (Hahnemann). Auf heute übertragen, wäre dies so zu verstehen: Des Mediziners tiefste und einzige Beschäftigung scheint zur Zeit, gesunde Menschen krank zu behandeln. Brukers Anliegen ist es, den Menschen so zu behandeln, daß es gar nicht erst zur Krankheit kommt. Wird er trotz allem krank, ist Brukers einziger Weg, Medizin ganzheitlich anzuwenden, den Menschen in Hahnemanns ursprünglichem Sinne zu heilen! Bruker hat Geschichte gemacht. Im Herzen unzähliger Menschen hat er den Nobelpreis für »menschliche Zuwendung« verdient. Du sollst wissen, lieber Doktor, daß Nobel – in meiner Muttersprache – Liebe bedeutet.

*

»Denn das ist der größte Fehler bei der Behandlung der Krankheiten, daß Leib und Seele allzusehr voneinander getrennt werden, wobei es doch nicht geschieden werden kann – aber das gerade übersehen die Ärzte, und darum entgehen ihnen so viele Krankheiten; sie sehen nämlich niemals das Ganze. Dem Ganzen sollten sie ihre Sorgen zuwenden, denn dort, wo das Ganze sich übel befindet, kann unmöglich ein Teil gesund sein.«
Platon

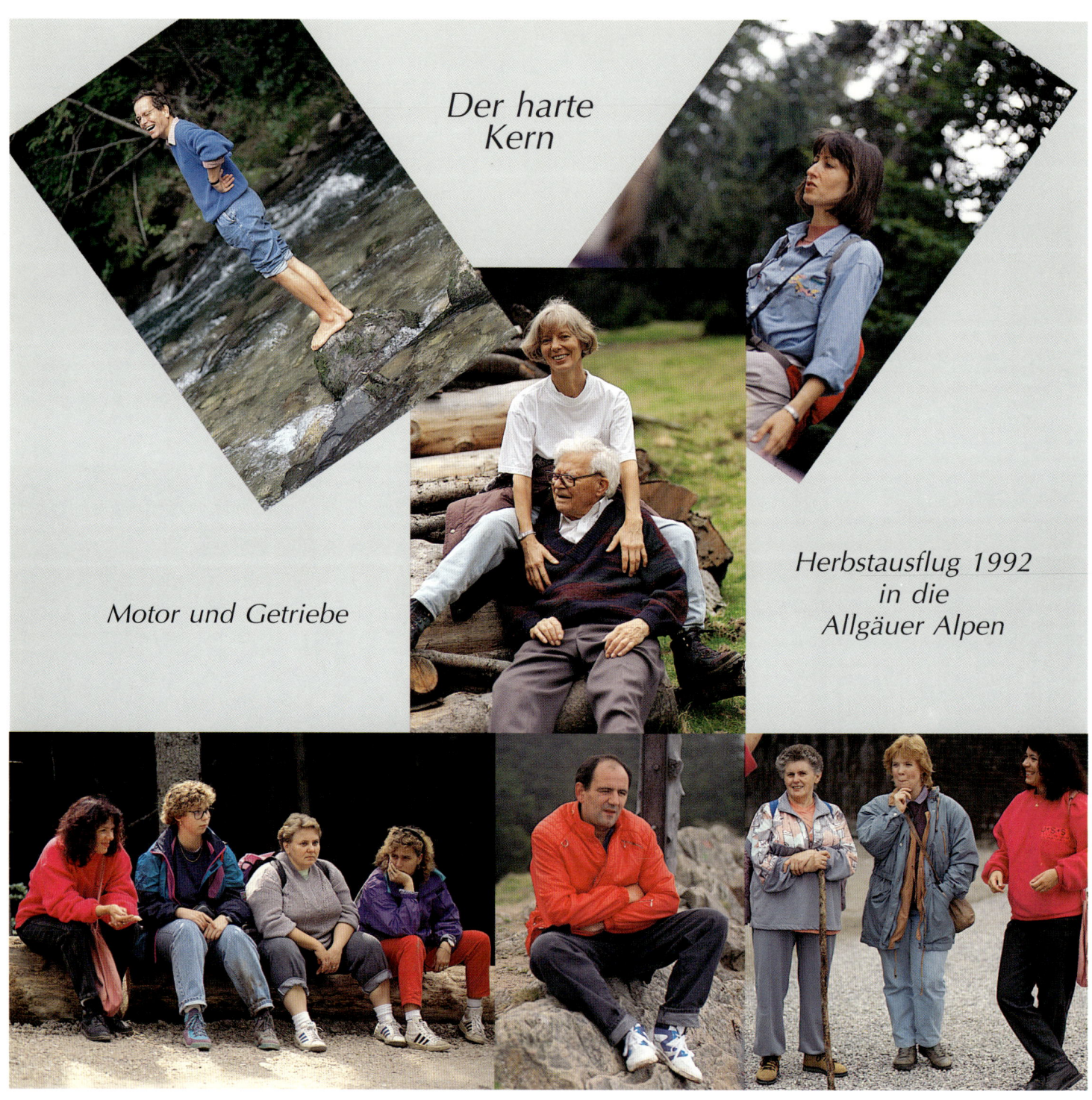

Der harte Kern

Motor und Getriebe

Herbstausflug 1992 in die Allgäuer Alpen

Von links oben nach rechts unten: Dr. phil. Mathias Jung, Ursula Jünger, Ilse Gutjahr, Dr. M. O. Bruker, Annette Wölwer-Jeckel, Frauke Strack, Ella Lauck, Stephanie Jost, Heinz Geißler, Gertruda Karsch, Martina Bang u. v. a. m.

Dr. Mathias Jung

»*Ich unterwerfe mich den Schöpfungsgesetzen*« *Ein Tag mit Dr. Max Otto Bruker*

Ich besuchte im Herbst 1990 den Medizinrebellen Dr. Max Otto Bruker auf der Lahnhöhe. Zu diesem Zeitpunkt hatte der Maler Friedensreich Hundertwasser soeben die Pläne für das »Max-Otto-Bruker-Haus« gezeichnet. Inzwischen errichtet der preisgekrönte Architekt Günter Heinrich den markanten Ökobau mit dem Grasdach, und Dr. Bruker ist auch mit 83 Jahren unverändert emsig.

Der Mann ist ein Phänomen. Soviel wissen wir. Bald 81 Jahre alt, plant »Deutschlands Vollwertpapst« ein alternatives Gesundheitszentrum in Lahnstein. Der weltberühmte Maler und Ökophilosoph Friedensreich Hundertwasser zeichnete Bruker die Pläne: Gras auf dem Dach. Natur in den Räumen. Biologische Baustoffe. Wasserrecycling. Licht, viel Licht... Der eher spröde und unzugängliche Hundertwasser zeigte sich voll Übereinstimmung mit Brukers humaner Philosophie, die den Menschen als ganzheitliches Leib-Seele-Wesen respektiert und mit der Natur wie dem Natürlichen versöhnen will.

Haben wir Bruker einen »Papst« genannt? Ein falsches Wort. Bruker ist ein Ketzer und Unruhestifter. Aus Notwendigkeit, nicht aus Querulanz. Die Apparate werden raffinierter, die Medizin macht »Fortschritte«, diagnostiziert Bruker, trotzdem werden die Menschen nicht gesünder, sondern kränker. Vom Diabetes bis zur Hautkrankheit Neurodermitis, vom Herzinfarkt bis zum Krebs nehmen die chronischen Krankheiten ausgerechnet im hochindustrialisierten Westen epidemische Ausmaße an. Warum? Werden wir nicht alle satt? Haben wir nicht alle ein Dach über dem Kopf? Sind wir nicht vorzüglich krankenversichert? Verfügen wir nicht über eine Ärztedichte, um die uns die Welt beneidet?

Ernährungsbedingte und lebensbedingte Krankheiten

Als Chefarzt der 1500-Patienten-Anstalt Eben-Ezer (bis 1974) und des ganzheitsmedizinischen Krankenhauses Lahnhöhe stieß Bruker bei der Behandlung von über 50 000 Patienten auf zwei kardinale Krankheitsursachen, die die Schulmedizin weitgehend unbeachtet läßt: Der Mensch wird krank, weil er sich falsch ernährt oder weil er falsch lebt. Bruker registriert: Ernährt sich die – ursprünglich vegetarische – Kreatur Mensch mit tierischen Eiweißen, raffiniertem Fabrikzucker und Vitamin-B-armen Auszugsmehlen, so büßt er für die jahrzehntelange Stoffwechselvergewaltigung mit ernährungsbedingten Zivilisationskrankheiten von der Thrombose bis zum Schlaganfall. Gelingt es ihm nicht, seine seelischen Krisen wie Angst, Einsamkeit oder permanente Überforderung frühzeitig zu erkennen und zu bewältigen, so reagiert sein Körper-Seele-Ganzes mit lebensbedingten Krankheiten vom Asthma (griechisch: die Beklemmung) bis zum Bluthochdruck.
Folgerichtig plädiert Bruker, nach dem Motto seines legendären Bestsellers »Unsere Nahrung – unser Schicksal«, kompromißlos für eine vitalstoffreiche Vollwerternährung. Als Autor seines, ihm wichtigsten, Buches »Lebensbedingte Krankheiten« rät er zur Lebensberatung, zur Psycho-Therapie im fundamentalsten Sinne. Bruker wörtlich: »Ich versuche, meinen Patienten Wege zu zeigen, damit sie wieder Vertrauen zur Zukunft gewinnen. Dies ist gleichbedeutend mit Sinnerfüllung des Lebens.«
Die Zuckerindustrie überzog Bruker wegen seiner Kampfaussage »Krank durch Zucker« mit Prozeßandrohungen. Die Atomlobby giftete gegen Bruker, als er gegen die Errichtung des ersten deutschen Atomkraftwerkes Würgassen mit einem Megaphon »bewaffnet« demonstrierte. Die privaten Krankenversicherungen diffamierten Bruker, weil er ihren »teuflischen Einfluß« auf das Versicherungswesen enthüllte und für eine

»Gesundheitskasse« warb. Der drahtige Bruker, noch mit 80 Jahren topfit, überstand alle Angriffe. Er gründete im Gegenzug die »Gesellschaft für Gesundheitsberatung GGB« und bildete bis heute mehr als zweitausend rühriger Gesundheitsberater aus. Der Mann ist ein Phänomen.

Patienten fragen, Dr. Bruker antwortet

Dann steht das »Phänomen« vor uns. Max Otto Bruker. Weißhaarig. Wohlgelaunt. Hellwache Augen. Es ist Mittwochmorgen, ein ganz normaler Arbeitstag des populären Arztes auf der Lahnhöhe. Vergnügt betrachtet der Mann im weißen Arztmantel einen opulenten Blumenstrauß, den ein dankbarer, aber offensichtlich unbekannt bleiben wollender Patient – oder ist es eine Patientin? – diskret vor die Bürotür gelegt hat.

Auf geht's mit fliegenden Rockschößen zum wöchentlichen Patientenseminar. Der Saal ist mit rund hundert Frauen und Männern, Patienten aus der ganzen Bundesrepublik und angehenden Gesundheitsberatern, überfüllt.

Bruker referiert zunächst eine Stunde ohne Manuskript, völlig frei sprechend, über Fette. Er ist hochkonzentriert, spricht plastisch, lebensnah, witzig. Dann dürfen die Patienten nach Herzenslust und Seelendrang fragen. Dumme Fragen gibt es für Bruker nicht.

Eine Patientin: »Ich bin hautkrank. Was soll ich tun?« Bruker: »Vermeiden Sie tierisches Eiweiß, das heißt Fleisch, Fisch, Wurst, Milch, Quark, Käse, Eier. Achten Sie darauf, daß Ihre Nahrung genügend pflanzliche Frischkost enthält. Hautkrankheiten sind darüber hinaus aber auch lebensbedingte Krankheiten – sie haben mit verdrängten Gefühlen, mit der Lebensführung, mit seelischen Problemen zu tun. Schaffen Sie sich über diese möglichen Zusammenhänge Bescheid.«

Eine Schwangere ist ratlos: »Meine Eisenwerte sinken – trotz Vollwertkost – ununterbrochen.« Bruker: »Fühlen Sie sich gut?« Die Schwangere: »Sehr gut.« Bruker: »Dann lassen Sie die Blutuntersuchungen sein.

Freuen Sie sich, daß Sie und das Kind gesund sind.« Gelächter. Bruker erklärt der zweifelnden Frau: »Natürlich sinken Ihre Eisenwerte in den Organen nicht ständig. Was Sie meinen, ist lediglich der Eisenwert im Blutserum. Vor allem Frauen wird der sogenannte Eisenmangel eingeredet. Tatsächlich ist der Eisenwert im Blutserum so minimal, daß er in Gamma – das heißt in Millionenstel Gramm! – gemessen wird. Wenn Eisen gerade in den verschiedenen Organen benötigt wird, findet sich in diesem Moment wenig im Serum. Die Eisenwerte im Serum sind praktisch ohne Belang, da sie nichts aussagen über die Eisenmenge im Gesamtorganismus und über die Verwertbarkeit des Eisens.« Bruker mit freundlichem Witz zur Patientin: »Lassen Sie sich möglichst immer als Mensch behandeln und nicht als Laborprodukt. Es gibt viel zu viele Mediziner und zu wenig Ärzte.«

Bruker ist sprühend, lebendig, humorvoll, resolut. Seine populärmedizinischen Bücher (erschienen im emu-Verlag, Lahnstein), wohlverständlich und doch anspruchsvoll geschrieben allesamt, richten sich an mündige Patienten, die ihre Eigenverantwortung an keinen »Halbgott in Weiß« delegieren.

Bruker ist kein Sektierer, sondern ein »Seelenarzt« mit einem halben Jahrhundert klinischer und menschlicher Erfahrung auf dem Buckel. Ein Genießer, der sich von Frischkost nährt. Ein Wissenschaftler, der mit Paracelsus auf die Liebe als »höchste Arznei« setzt. Ein passionierter Redner, der in der Nibelungenhalle in Passau vor 4500 Zuhörern spricht und doch einem einzelnen Patienten achtsam schweigend zuhört. Ein besessener Arbeiter, der, wie wir in seinem Büro verfolgen, täglich bis zu 100 Briefe empfängt und beantwortet. Ein Pessimist des technischen Fortschritts, aber ein Optimist des Herzens, der an Aufklärung und das gelebte Vorbild glaubt.

Medizin-Utopie Gesundheitszentrum

Wie anders als mit Optimismus könnte der »Senior«, zusammen mit seiner »rechten Hand«, der Organisatorin und Co-Autorin Ilse Gutjahr, das auf mindestens drei Millionen DM veranschlagte »Max-Otto-Bruker-Haus« als lebendiges Vermächtnis über seine Zeit hinaus planen! Was das gibt? Vielleicht ein Öko-Bau mit 700 Quadratmetern, Seminarräumen, Bibliothek, Lehrküche, Restaurant, Kräutergarten, Kursen über sanfte Geburt, Ernährungslehre, den vielgefragten Mutter-Kind-Seminaren, biologisch Bauen und Wohnen, »Gesunde Kleidung – unsere zweite Haut«, natürliche Landwirtschaft, Angstbewältigung, Traumdeutung, »Urlaubspaket Gesundheit«, Information, Begegnungsstätte, Selbsterfahrungsgruppen ...

Die Stiftung »Gesundheitszentrum« jedenfalls steht. Bruker hat eigenes Vermögen eingebracht, dankbare Patienten aus aller Welt zeigen sich mit Spenden für unentgeltlichen Rat erkenntlich. Brukers Werk, ein Wärmekraftwerk menschlicher Medizin, wird, soviel steht fest, überdauern.

Dr. Max Otto Bruker ist noch immer für Überraschungen gut. Medizinkapazität, Massenaufklärer, Auflagenmillionär – und kein bißchen überheblich. »Ich bin kein Wunderheiler«, sagt der bescheidene Mann, »ich unterwerfe mich den Schöpfungsgesetzen.«

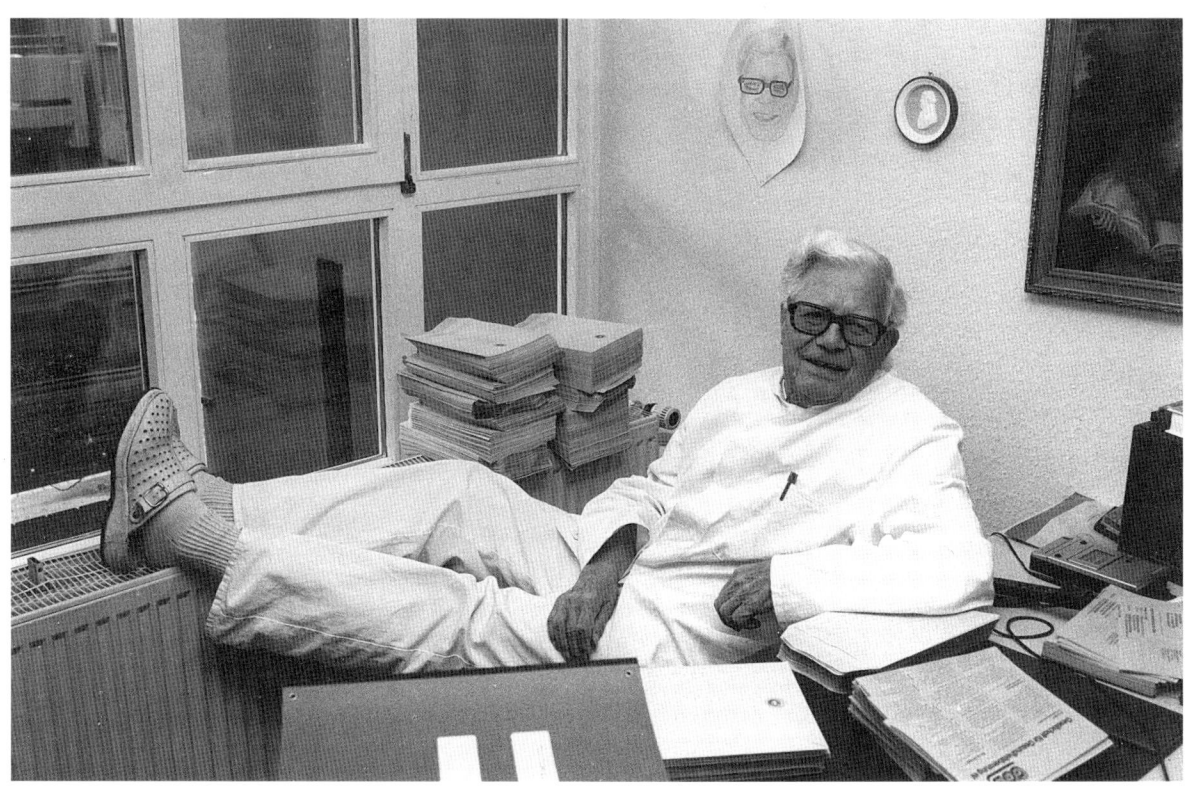

*

»Wenn ich mit Menschen- und Engelszungen redete,
hätte aber die Liebe nicht,
so wäre ich ein tönendes Erz
oder eine klingende Schelle.«
1. Korinther 13.1

Zum Ausklang

Desiderata

Gehe ruhig und gelassen durch Lärm und Hast und sei des Friedens eingedenk, den die Stille bergen kann. Vertrage dich mit allen Menschen, möglichst ohne dich ihnen auszuliefern. Äußere deine Wahrheit ruhig und klar, und höre anderen zu, auch den Geistlosen und Unwissenden; auch sie haben ihre Geschichte.

Meide laute und aggressive Menschen. Für den Geist sind sie eine Qual. Wenn du dich mit anderen vergleichst, könntest du bitter werden und dir nichtig vorkommen, denn es wird immer Menschen geben, die größer oder geringer sind als du. Freue dich deiner Leistungen wie auch deiner Pläne.

Bleibe weiter an deinem eigenen Weg interessiert, wie bescheiden er auch sei. Im wechselnden Glück der Zeiten ist er ein echter Besitz. In deinen geschäftlichen Angelegenheiten lasse Vorsicht walten, denn die Welt ist voller Betrug. Doch soll das dich nicht blind machen für vorhandene Rechtschaffenheit. Viele Menschen bemühen sich, hohen Idealen zu folgen, und überall ist das Leben voller Heldenmut.

Sei du selbst. Vor allem heuchle nicht Zuneigung. Und sei, was die Liebe anlangt, nicht zynisch. Denn trotz aller Dürre und Enttäuschung ist sie doch ewig wie das Gras.

Nimm freundlich-gelassen den Ratschluß der Jahre an und gib mit Würde die Dinge der Jugend auf. Stärke die Kraft des Geistes, damit er dich bei unvorhergesehenem Unglück schütze. Aber quäle dich nicht mit Gedanken. Viele Ängste kommen aus Ermüdung und Einsamkeit. Neben einem gesunden Maß an Selbstdisziplin sei gut zu dir.

Du bist nicht weniger ein Kind des Universums als es die Bäume und die Sterne sind; du hast ein Recht, hier zu sein. Und, ob dies dir klar ist oder nicht: Kein Zweifel besteht, daß das Universum sich so entfaltet, wie es sich entfalten soll.

Darum lebe in Frieden mit Gott, wie auch immer du IHN verstehst. Was auch immer dein Mühen und dein Sehnen ist: Halte in der lärmenden Wirrnis des Lebens mit deiner Seele Frieden. Trotz aller Falschheit, trotz aller Mühsal und all der zerbrochenen Träume ist es dennoch eine schöne Welt.

Sei vorsichtig. Und strebe danach, glücklich zu sein.

Aus der alten St. Paul's Kirche, Baltimore, 1692 A. D.

Bucher